ADELGAZAR SIN MILAGROS

DE MANERA SANA, RÁPIDA Y PERMANENTE

CARLOS ABEHSERA

Adelgazar sin Milagros

DE MANERA SANA, RÁPIDA Y PERMANENTE

Primera Edición: Septiembre de 2013

ISBN: 978-84-616-6052-0

Depósito Legal: MA 1638-2013

Impreso en España

Si le gusta este libro, también le gustará este otro del mismo autor

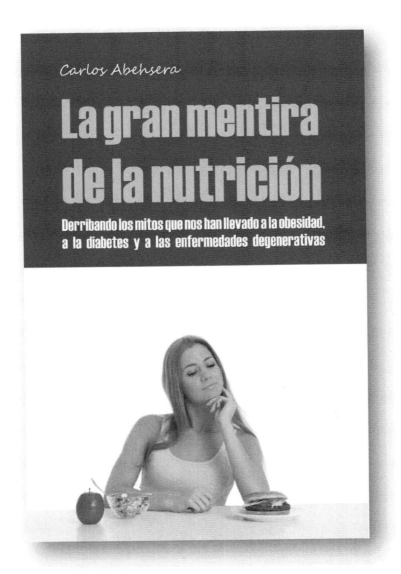

Disponible ya en Amazon, OutletSalud.com y librerías

LO QUE DICEN LOS LECTORES EN AMAZON SOBRE

LA GRAN MENTIRA DE LA NUTRICIÓN:

Si le gusta este libro, también le gustará este otro del mismo autor

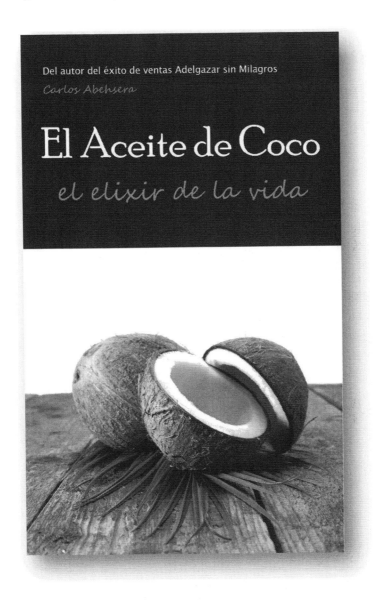

Disponible ya en Amazon, OutletSalud.com y librerías

LO QUE DICEN LOS LECTORES EN AMAZON SOBRE

EL ACEITE DE COCO, EL ELIXIR DE LA VIDA:

"Muy bueno y ameno con mucha información y muy clara. Recomiendo su lectura y aplicación práctica. Yo he puesto en práctica varios consejos como el de la pasta de dientes y el resultado es espectacular."

"No solo nos habla de este espectacular producto sino de cómo y por qué nos han engañado, como con casi todo lo que rodea a la nutrición, durante tanto tiempo."

"El contenido tiene mucho detalle práctico que deberían conocer todas las personas. Saludos al escritor por su buen trabajo y su gestión a favor de nosotros."

"Es un libro que explica con bastante claridad el por qué es sano y nutritivo el aceite de coco, además explica muy bien qué diferencia hay entre los diferentes aceites y las cualidades tan estupendas de este aceite, muy saludable."

ÍNDICE

A todas las personas que tratan de

mejorar su estado de salud

a través de la nutrición

Introducción

Hola. No espere que le dé la bienvenida a su nueva dieta en la que va a comer casi de todo y no va a pasar hambre; ni que le asegure que muy pronto va a perder de golpe tropecientos kilos sin realizar ningún tipo de esfuerzo y sin privarse de comer nada de lo que le gusta. Si ese tipo de mentiras es lo que está buscando, mejor deje este libro y busque otro.

Quiero dejarle las cosas claras desde el principio, y lo primero que debo decirle es que este libro no es mágico, ni realiza milagros, ni va a enseñarle ningún método secreto para que pueda comer y beber lo que le dé la gana sin engordar un solo gramo. De hecho, por el simple hecho de leerse este libro no va a conseguir perder nada de peso. En realidad, debe usted saber que todos esos milagros son absolutamente imposibles, y de momento, tampoco existe ninguna píldora mágica que le permita comer y beber lo que quiera sin engordar.

Sin embargo, lo que estoy convencido que va a sacar de provecho de este libro es algo mucho más interesante: voy a explicarle una serie de cosas que todos los obradores de milagros que ha conocido hasta ahora no le han explicado: le voy a contar qué debe saber y qué tiene que hacer para perder peso y mantener la pérdida. Si sigue mis indicaciones, perderá todo el peso que quiera y mantendrá la pérdida, especialmente si escoge un plan nutricional adecuado a sus necesidades reales.

Permítame que me presente y le explique quién soy para que pueda tener una perspectiva clara de lo que le voy a contar más adelante. Me llamo Carlos Abehsera y he lidiado con el sobrepeso prácticamente desde que nací. En unas ocasiones he estado más gordo y en otras menos, pero por norma general en mi vida, siempre he tenido sobrepeso. He seguido dietas y planes nutricionales diversos prácticamente desde los 13 o 14 años.

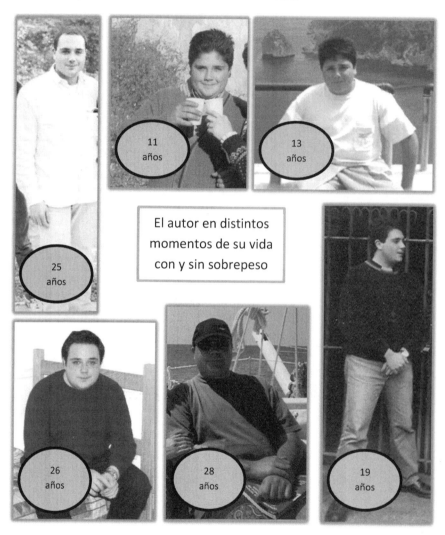

El autor en distintos momentos de su vida con y sin sobrepeso

A los 14 años perdí bastante peso y me quedé en lo que algunos llamaban mi "peso ideal" -básicamente a base de hacer deporte varias veces al día- pero volví a recuperarlo con facilidad. A los 18 años más o menos volví a perder una cantidad considerable de peso, haciendo y repitiendo durante unos meses "la dieta de los 13 días", y así me mantuve durante algo menos de un año.

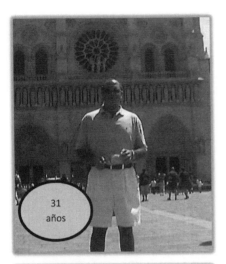

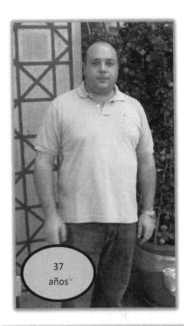

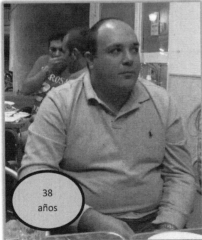

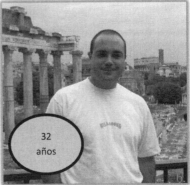

Volví a engordar brutalmente en cuanto la dejé y, a los 25 conseguí volver a quedarme en mi peso a base de deporte y de reducir drásticamente las calorías que ingería… sólo para recuperarlo todo nuevamente un año después y mantenerme con un sobrepeso brutal hasta los 31 años más o menos.

Con 31 años, y sin hacer ninguna dieta, perdí de golpe todo el sobrepeso que tenía mientras atravesaba por una serie de circunstancias personales difíciles. Pero recuperada la normalidad, recuperado el peso. La última ocasión en que adelgacé hasta mantenerme más o menos como estoy ahora, vino precedida de mi record absoluto de peso: 113 Kg con 38 años.

Por si se lo está preguntado, sólo mido 1,75, así que ya se puede hacer una idea del aspecto que tenía con 113 Kg a mis espaldas, que además, sospecho que eran unos cuantos kilos más porque a mitad del proceso de pérdida me di cuenta que la báscula que estaba usando no funcionaba bien y medía de menos. En cualquier caso, ahí le he dejado unas fotos para que vea a lo que me refiero.

Pero en esta última ocasión, y tras perder 35Kg en unos cuatro meses y haber mantenido la pérdida, parece que he conseguido entender y dominar lo que hace que mi cuerpo se hinche y se deshinche a toda velocidad. Para perder estos 35 kg, como es lógico, seguí un plan nutricional –que no es lo mismo que hacer una dieta- y de paso, leí, investigué y comprobé en primera persona lo que nos está ocurriendo como sociedad y porqué tendemos hacia la obesidad con tanta facilidad.

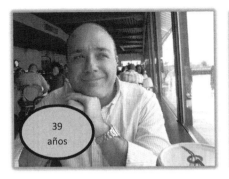
39 años

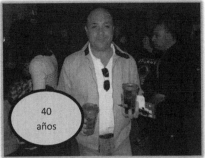
40 años

Como puede suponer, perder 35 Kg en cuatro meses no es algo que muchas personas hayan logrado. Lo cierto es que es mucho más sencillo de lo que pueda parecer. Pero sencillo no es lo mismo que fácil. Perder peso es sencillo porque, una vez aplicadas una serie de normas y protocolos, el peso se pierde a una velocidad endiablada y además, contrariamente a lo que nos quieren hacer creer, sin riesgo alguno para nuestra salud, sino más bien todo lo contrario. Sin embargo, no es fácil seguir al 100% las normas y protocolos necesarios para lograr perder este peso. Las tentaciones nos rodean y es fundamental mantenerse dentro del protocolo de actuación establecido para no caer en ellas. En este libro le voy a explicar cómo diseñar un plan, su propio protocolo, y conseguir mantenerse dentro de ese plan hasta alcanzar su objetivo.

Cuando tenía 13 o 14 años me leí mi primer libro sobre dietas: La Antidieta. Se trataba de un libro que llegó a mis manos por casualidad porque se vendía a través de Círculo de Lectores, servicio al que mis padres estaban suscritos, de modo que un día el libro aterrizó en mi casa y yo me hice con él. No lo recuerdo con exactitud, pero lo que venía a explicar este libro es que comiésemos mucha fruta y verdura y muy poca grasa, hidratos de carbono y proteína. Esto ya de por sí es un sinsentido porque la verdura y especialmente la fruta, están cargadas de hidratos de carbono y la grasa es necesaria para sintetizar algunas de las vitaminas que el cuerpo necesita. Desde ya le garantizo que si tiene tendencia al sobrepeso y se dedica a comer únicamente fruta y verdura, además de perder su salud, engordará, así que ni lo intente.

Desde que leí el libro de la Antidieta, he seguido muchas dietas, con mayor o menor rigor, y he leído bastante sobre lo que nos hace engordar y lo que no. Más adelante le explicaré las conclusiones a las que yo he llegado a través del ensayo y error, pero no pretendo convencerle de que estoy en lo cierto en cuanto al tipo de dieta que debe seguir. Lo que pretendo con este libro es explicarle cómo tiene que seguir su plan nutricional –que no es lo mismo que hacer una dieta- para perder peso de una forma eficaz y mantener la pérdida.

Desafortunadamente, la mayoría de los libros sobre dietas y nutrición -algunos de ellos magníficos- caen en el mismo error de tratar de explicar científicamente todos sus razonamientos. Para el lector profesional, esto supone una gran ayuda en su labor de investigación, pero para el lector habitual, el que quiere perder peso de manera ocasional, resulta un escollo importante a la hora de leer y comprender un libro. Creo firmemente que usted no necesita conocer el funcionamiento del Ciclo de Krebs ni ser un experto en Cetoacidosis Ácida para poder perder peso, si bien no pongo en duda que son dos procesos importantes de nuestro metabolismo.

Cuando la gente me ha visto perder 35 kilos en unos pocos meses y me ha preguntado cómo lo he logrado, no estaban esperando que yo les contase de manera científica lo que ocurrió en mi cuerpo, sino que querían saber qué alimentos había comprado, cómo los había cocinado, cuanto había comido y como había conseguido ser fiel a mi plan. A muchos de ellos les recomendé algún libro e incluso a alguno se lo regalé personalmente, pero tras hablar meses después con estas personas, comprobé que casi ninguna se los había leído y que, incluso los que se los habían leído tuvieron problemas para ponerlo en práctica pues la lectura les resultaba muy técnica y pesada. En realidad, los libros sólo estaban enfocados a la pérdida de peso y a su explicación científica, pero es que, como usted y yo sabemos, el sobrepeso tiene otras connotaciones además del número que marca la báscula y son precisamente todas ellas las que abarcaremos en este libro.

De este modo, llegué a la conclusión que sería de gran utilidad que existiese un libro acerca de la pérdida de peso que no entrase a explicar los razonamientos científicos en detalle sino que, por el contrario, sintetizase en un lenguaje cercano y natural, toda la información necesaria para acometer un plan nutricional con el objetivo último de perder peso y mantener dicha pérdida. Aunque busqué de diferentes maneras un libro que reuniese esas características no pude encontrar uno en el mercado para poder recomendar a quienes me preguntaban, así que se me ocurrió escribir el primero, que es el que usted tiene ahora en sus manos. Un libro en el que no sólo veremos qué hacer nutricionalmente para perder peso, sino que veremos toda la parte psicológica y social que conlleva este reto.

Obviamente, y tras más de 25 años perdiendo y ganando peso, he acabado por tener unas convicciones muy fuertes acerca de la alimentación y de la nutrición, pero debo ser honesto y decirle que ni soy médico, ni naturalista, ni nutricionista, ni nada que se le parezca. De hecho, soy informático y me dedico profesionalmente al marketing desde que dejé el mundo de las telecomunicaciones hace más de 10 años. Sin embargo, creo que mi mente y mi formación científica me han ayudado a saber escuchar a todo el mundo, a filtrar la información, y a sacar mis propias conclusiones en base a los resultados que he podido observar en primera persona.

Déjeme que le ponga un ejemplo sencillo para ilustrar lo que le quiero decir. Es probable que si ya ha tratado de perder peso antes haya seguido alguna dieta. Y es muy probable que en esa dieta se incluyese algún alimento preparado, como por ejemplo el jamón cocido. Para mí, no tiene sentido que un médico, nutricionista, naturalista, dietista o como quiera llamarse, indique a un paciente que tome un alimento preparado, sea el que sea, porque su composición es muy variable. Cada alimento que ingerimos está compuesto por unos nutrientes y estos nutrientes son los que determinan lo que ocurre dentro de nuestro cuerpo cuando los ingerimos. Hablando claro, los nutrientes que forman un alimento son los que determinan si el exceso que ingerimos se acumula con facilidad en la barriga o no. Por lo tanto, un jamón cocido que contenga un 95% de carne y otro que contenga sólo un 40% de carne tendrán efectos muy distintos en nuestro organismo, y no por el porcentaje de carne que contiene cada uno, sino por el resto de ingredientes que incluyen hasta completar el 100% de su composición. No se asuste si le anticipo que hay embutidos en su supermercado cuyo contenido de carne es del 40% o menos y el resto de elementos que lo componen hasta llegar al 100% de su peso son ingredientes tan dispares como la patata o el azúcar. Pero ya veremos esto luego con más detalle.

Como le decía, el profesional que le indicó hipotéticamente en nuestro ejemplo que comiese jamón cocido, probablemente estudió hace años cuando el jamón cocido se componía básicamente de carne de la pata del cerdo, algo que ni se parece a la realidad actual en muchos casos. Por eso, incluso si su médico o nutricionista tiene un título colgado en la pared que acredite sus conocimientos, su información hay que saber interpretarla. Probablemente, lo que el profesional pretendía era que usted comiese una carne ligera con poca grasa, como era el jamón cocido antaño, y sin embargo, le aconsejó tomarse una carne pesada mezclada con patatas y con bastante azúcar, que es lo que la mayoría de los jamones cocidos son hoy en día.

En este libro voy a explicarle, paso a paso, cómo tiene que prepararse tanto física como mentalmente para perder una gran cantidad de peso y qué rutinas debe adoptar para ser capaz de seguir al pie de la letra sus propios planes. Solo así tendrá éxito en su aventura y logrará sus objetivos. Ahora, si se ha decidido a seguir, prepárese para aprender una serie de conceptos que van en contra de lo que lleva toda la vida escuchando y aceptando como cierto.

Piénselo por un instante: si todo lo que llevamos toda la vida escuchando acerca de perder peso fuese cierto, ¿por qué estaríamos viviendo esta epidemia de obesidad que nos azota a nivel mundial? Lo cierto es que muchas de las cosas que nos llevan contando toda la vida no tienen ni pies ni cabeza, y en este libro le enseñaré a ser capaz de decidir por usted mismo, de comprobar con su propio cuerpo, lo que tiene sentido y lo que no, y lo haré demostrándole que tengo razón mientras probamos juntos una serie de conceptos erróneos sobre la alimentación.

Soy consciente de lo sencillo que es echarle la culpa a los restaurantes de comida rápida o a la bollería industrial de la epidemia de obesidad que sufrimos. Y si bien es cierto que este tipo de comida no ayuda en nada a que mantengamos nuestro peso, se trata sólo de la punta del iceberg. Lo que comemos determina directamente el estado de nuestro cuerpo y le aseguro que la mayoría de las personas que tienen sobrepeso ni frecuentan los restaurantes de comida rápida ni toman bollería industrial. Al contrario, muchos de ellos siguen lo que se conoce mundialmente como "una dieta sana y equilibrada". Para explicarles por qué tienen sobrepeso si siguen una dieta supuestamente sana y equilibrada, algunos expertos científicos les han hecho creer que su "tendencia a engordar" es hereditaria y por lo tanto no pueden comer casi de nada y otros les han explicado que su sobrepeso se debe al sedentarismo y por tanto deben pasarse la vida haciendo deporte. Lo cierto es que la supuesta "dieta sana y equilibrada" tiene poco de sana y absolutamente nada de equilibrada. ¿Cómo podríamos llamar equilibrada a la recomendación habitual de comer muchas frutas y verduras? Mire, si tiene que tomar mucho de algo el concepto de equilibrio no tiene sentido.

En cuanto al deporte, sin desestimar ni mucho menos su importancia, debo prevenirle de una circunstancia que se desprende de la más pura lógica cartesiana: si usted necesita hacer deporte como complemento a su plan nutricional para perder peso, su plan nutricional no funciona. Cuando perdí hace unos años los 35 kilos que me sobraban lo logré sin hacer prácticamente nada de ejercicio. Y, desde ahora le aconsejo que, si tiene que perder una gran cantidad de peso, comience su plan, sea el que sea, sin hacer ejercicio. Si usted no consigue perder peso, no deje que le convenzan de que el motivo es que no hizo deporte. Lo cierto es que, si no ha perdido peso siguiendo un plan nutricional, ese plan no era adecuado a sus necesidades energéticas y nutricionales.

El ejercicio, más que para perder peso, debe usarse, incluso a posteriori, con dos objetivos distintos que van de la mano: por un lado, tener una buena forma física y, por otro, lograr un excelente tono muscular. ¿Se ha planteado si su peso ideal corresponde más a músculo que a grasa o viceversa? Lo cierto es que dos personas que pesen exactamente lo mismo pueden tener proporciones de grasa y, sobre todo, de grasa visceral, que es la que rodea los órganos, muy distinta, y este porcentaje determina en gran medida el tono físico de su cuerpo y en definitiva su estado de salud.

Una de las cosas que más valoro de perder peso es la forma física que se adquiere con relativa facilidad. El simple hecho de no pasarse todo el día arrastrando kilos y kilos de más hace que nos sintamos mejor, con más vitalidad, y que tengamos mejor predisposición para afrontar nuestras tareas diarias. Sentirse bien es fundamental para mantener un peso adecuado. También debo decirle que si ha tenido un sobrepeso considerable durante toda su vida, su cuerpo ya dispone de una musculatura desarrollada y acostumbrada a mover más peso de lo normal, por lo que es fundamental escoger un plan nutricional adecuado en el que usted pierda grasa y no músculo para bajar de peso, de manera que se mantenga intacta su estructura muscular mientras pierde la grasa acumulada.

Da igual si es hombre o mujer, joven o mayor, el objetivo que debe marcarse no es perder una cantidad concreta de kilos, sino perder una cantidad concreta de kilos de grasa. Se sorprendería de la cantidad de gente que pierde peso de manera rápida y lo vuelve a ganar casi con la misma facilidad porque en lugar de perder grasa pierden masa muscular. La grasa almacenada en las células del tejido adiposo, como le explicaré más adelante, debería servir como combustible de reserva en caso de necesidad, pero lo cierto es que en muchos casos el cuerpo humano es incapaz de usar estas reservas por motivos que le enseñaré a evitar y acaba consumiendo sus propias células estructurales. También debo advertirle que la grasa que usted ingiere en sus alimentos y la grasa almacenada en su cuerpo no guardan una relación tan directa como mucha gente piensa. Comerse una loncha de panceta de cerdo no equivale, ni mucho menos, a almacenar la grasa de la panceta en su tejido adiposo. Tampoco equivale a taponar sus venas y sus arterias, así que no se deje asustar con facilidad.

Su cuerpo convierte el exceso de glucosa en grasa y lo almacena en el tejido adiposo. No almacena de manera inmediata la grasa que ingiere. En cristiano: su cuerpo convierte el exceso de azúcar que hay en su sangre en grasa y la almacena, primordialmente, porque el exceso de azúcar en sangre es tóxico para nuestro organismo. Como el organismo no puede almacenar azúcar en cantidades significativas, la convierte en grasa y la manda a sus michelines, que están formados por tejido adiposo. Como veremos en detalle en este libro, el concepto de "grasa" no es lo que usted probablemente cree que es.

Antes de ponernos manos a la obra, quiero repetirle que no soy médico ni profesional de la salud. Por ello, no espere encontrar en este libro complicadas explicaciones científicas acerca de la nutrición o del metabolismo. Todo mi esfuerzo se ha centrado en lograr explicaciones sencillas para los problemas complejos a que nos enfrentamos en este campo. Hay magníficos libros sobre nutrición plagados de conceptos científicos y explicaciones detalladas acerca del metabolismo, de la bioquímica y en general de cómo funciona nuestro cuerpo. Este no es uno de ellos.

En este libro, he tratado de simplificar al máximo las explicaciones científicas para no aturdir ni agobiar al lector. Lo que intento no es convertirle en un experto nutricionista, sino prepararle para que logre su objetivo de reducir peso, y en eso, honestamente le digo que este libro jugará un papel importante en su esfuerzo si pone en práctica lo que en él leerá. Le repito esto, a riesgo de ser pesado, porque no quiero crear falsas expectativas en su lectura. Esto no es un manual de nutrición ni una guía sobre el metabolismo. No busque aquí fórmulas bioquímicas ni complicadas ecuaciones. Si acaso, este libro es un manual para perder peso de manera eficaz y conseguir mantener la pérdida, escrito para que todo el mundo lo pueda entender, independientemente de su formación previa o su capacidad científica y para que cada persona lo pueda poner en práctica, diseñando sus propias rutinas en función de sus necesidades y mejorando significativamente sus hábitos alimenticios y por ende su salud.

Ahora, justo antes de empezar, le pido que por favor borre de su mente cualquier idea preconcebida sobre la alimentación y la nutrición, aunque sea de manera efímera mientras lee este libro. Soy consciente de que muchas de las cosas que va a leer aquí le van a sorprender, así que es posible que necesite hacer un esfuerzo para desechar de su mente algunos conceptos que seguramente lleva décadas escuchando. Créame, el esfuerzo merecerá la pena.

Engordar, Adelgazar, Ganar y Perder Peso

Si le pregunto lo que significa Engordar seguramente me dirá que se trata de ganar peso y si le pregunto lo que significa adelgazar es muy probable que me diga que significa perder peso. Aunque, en general, estos conceptos se usan como sinónimos, la realidad es que no significan lo mismo. Engordar es aumentar la masa corporal añadiendo grasa a nuestro tejido adiposo. Aumentar la masa a base de grasa es un proceso que nos desfigura, hace mella en nuestra salud, y nos debilita, y se trata en definitiva de una enfermedad llamada obesidad. La obesidad es, sin duda alguna, junto con la diabetes tipo II con la que está estrechamente relacionada, uno de los grandes problemas del ser humano en nuestros tiempos.

Por el contrario, aumentar la masa corporal a base de músculo nos hace más esbeltos y es altamente beneficioso para nuestra salud. Por lo tanto, ser conscientes de que las básculas tradicionales lo que miden es la masa corporal es primordial para entender estos conceptos. Las básculas más avanzadas miden porcentajes de grasa corporal o incluso de músculo esquelético y grasa visceral, y comprender bien lo que ocurre en nuestro cuerpo es muy complicado si no sabemos lo que está ocurriendo con las proporciones de grasa y músculo en nuestro organismo.

Dicho esto, aumentar un kilo nuestra masa corporal no tiene porqué significar que hemos engordado. Lo mismo ocurre con los conceptos adelgazar y perder peso. Lamentablemente, muchas dietas que prometen ayudarle a adelgazar lo que hacen realmente es fomentar su pérdida de peso (de masa corporal) dejando prácticamente intactas sus reservas acumuladas de grasa en el tejido adiposo. Escoger un plan nutricional que esté enfocado a perder grasa y aumentar masa muscular, incluso si no se pierde un gramo de peso, es fundamental para disfrutar de una buena salud. Me refiero a la famosa frase "convertir grasa en músculo".

Además de la grasa y los músculos, el agua juega un papel muy importante en la masa de nuestro cuerpo. Como recordará del colegio, en los adultos cerca del 65% de nuestro cuerpo está formado por agua que se encuentra en el interior de las células. En los niños el porcentaje es aún mayor situándose en el 75%. Como es lógico, el agua que se encuentra dentro de nuestras células es responsable de una gran parte del peso que nos muestra la balanza por las mañanas.

Es de vital importancia comprender que aumentar o disminuir nuestra masa corporal no significa necesariamente que hemos adelgazado o engordado, sino que puede ser debido a otros factores. El objetivo de este libro es mostrarle como adelgazar, como perder los kilos de grasa que tiene acumulados. Estos kilos de grasa, como es lógico, van en paralelo con la pérdida de peso, pero no necesariamente son el mismo valor. Usted podría perder 10 kilos de grasa y 7 kilos de peso con relativa facilidad si aplica un entrenamiento muscular concentrado a la vez que sigue su plan nutricional que le haga ganar 3 kilos de músculo. Del mismo modo, podría perder 7 kilos de grasa y 10 kilos de peso si sigue un plan nutricional poco adecuado a sus necesidades que consuma además parte de su tejido muscular.

En casos extremos, algunos planes nutricionales basados sobre todo en el recuento de calorías, hacen que usted pierda peso sin prácticamente eliminar grasa. Esto no es adelgazar, es desnutrirse. Lo mismo ocurre con los planes que basan su pérdida de peso en el deporte, sobre todo en el deporte basado en ejercicio cardiovascular prolongado. Las cantidades de agua y músculo que se pueden perder haciendo mucho deporte de tipo cardiovascular pueden cegarle pensando que está adelgazando con toda naturalidad, cuando, sin embargo, es probable que no esté consumiendo sus reservas de grasa en la medida que esperaba. El ejercicio cardiovascular prolongado, si no va acompañado de una nutrición adecuada al esfuerzo, puede ser bastante dañino para el organismo.

La grasa que el cuerpo humano almacena es la que produce el propio cuerpo a partir de la energía ingerida en exceso. El objetivo del organismo al almacenar esa grasa no es otro que el de poder usarla más tarde cuando se agoten las reservas de energía en la sangre. Si, por motivos que más tarde veremos, usted no consigue que su organismo libere esa grasa de vuelta al torrente sanguíneo para que pueda ser utilizada como energía, fracasará en su intento por perder la grasa acumulada. Por lo tanto, es muy importante comprender que el objetivo primordial de un plan nutricional para bajar de peso debe ser la pérdida de la grasa y no la pérdida de kilos de peso sin importar de dónde han salido.

Por ponérselo de una manera sencilla de comprender, cuando usted tiene hambre, su cuerpo le está diciendo "¡Se nos agotan el combustible y los nutrientes, necesitamos comer!" pero como usted habrá comprobado, en ocasiones tenemos hambre incluso después de haber comido recientemente y, lo que es más curioso, teniendo suficiente energía almacenada, nuestro cuerpo nos sigue pidiendo que comamos más. ¿A qué se debe esto? ¿Por qué no consume sus propias reservas de energía? Como pronto descubrirá, es una consecuencia más de la pobre alimentación que seguimos por mucho que nos empeñemos en llamarla de las maneras más atrayentes posibles como "alimentación sana y equilibrada" o "dieta equilibrada".

La verdad es que en circunstancias normales, su cuerpo debería ser capaz de quemar grasas acumuladas cuando necesite energía adicional y los almacenes de tejido adiposo, conocidos comúnmente como michelines, nunca deberían alcanzar los tamaños que alcanzan en nuestra sociedad. En este libro le voy a explicar qué sucede en su cuerpo para que, pese a tener cantidades desorbitadas de grasa almacenada en algunos casos, su organismo no sea capaz de usar esa grasa como combustible y, pese a sus esfuerzos, no consiga adelgazar. Voy a explicárselo de manera sencilla, sin utilizar toda la parafernalia científica, simplificando al máximo los conceptos. Mi objetivo no es otro que asegurarme que comprende las reacciones causa-efecto de lo que come para que usted mismo pueda controlar, de manera sencilla, la grasa que tiene que perder y cómo va a lograr perderla.

Por lo tanto, el objetivo que debe marcarse para mantener la pérdida de peso será perder la grasa acumulada y generar una buena masa muscular en su organismo, y no simplemente perder una cantidad concreta de kilos sin importarle el tipo de tejido del que provienen.

¿Qué comemos?

Le garantizo que 9 de cada 10 personas no tiene ni idea de lo que come cada día. No quiero decir que no sepa qué ha tomado, sino que no sabe la composición básica de los alimentos que ha ingerido, o, mucho peor, cree que ha ingerido unos nutrientes y en realidad ha tomado otros.

En el colegio nos enseñan que hay tres nutrientes esenciales: las proteínas, las grasas y los hidratos de carbono. En este libro no voy a complicarlo más allá del nivel de cuarto o quinto de primaria, así que hablaremos de estos tres "nutrientes esenciales" que forman los alimentos. Ahora bien, dejemos claro desde ahora que nutrir, lo que se dice nutrir, sólo nutren los dos primeros, las proteínas y las grasas. Los hidratos de carbono son un magnífico combustible, pero nutren poco o nada a nuestras células. Como dije en la introducción, el combustible preferido del cuerpo humano es la glucosa, también conocida comúnmente como azúcar, y el cuerpo humano es súper eficiente convirtiendo los hidratos de carbono en glucosa, así que, para hacer esto más sencillo, tenga en cuenta que, dentro de su cuerpo, hidratos de carbono es lo mismo que glucosa, que a su vez es lo mismo que azúcar. No se trata de una definición científica, pero si la asimila de esta manera le servirá para cumplir perfectamente su objetivo.

El cuerpo humano está compuesto fundamentalmente, además de por agua, por proteínas y grasas. No tenemos células de hidratos de carbono, que sólo están presentes en nuestro organismo en forma de glucosa como combustible. Los hidratos de carbono están presentes a nivel estructural principalmente en las plantas y vegetales. Por su parte, las proteínas y las grasas están presentes principalmente en los animales. Bueno, pues hasta aquí la explicación científica de la composición de los alimentos. No hace falta que sepa más pero sí debe tener claro que los alimentos se componen principalmente de estos 3 elementos: proteínas, grasas e hidratos de carbono. Como verá, he sustituido la palabra "nutriente" por "elemento" porque no considero en absoluto que los hidratos de carbono sean un nutriente, como he aprendido y podido observar en estos últimos años.

Pues bien, tener claro este concepto es fundamental para poder entender lo que estamos comiendo. Déjeme que le ponga un ejemplo sencillo. ¿A qué asocia usted desayunar un buen cuenco de cereales con leche desnatada? Podría decirse, a priori, y atendiendo a lo que nos venden en la televisión, que se trata de un desayuno "sano y equilibrado", ¿no? Al menos ese es el mensaje que intenta hacernos llegar constantemente la industria. Lamento decirle, si es usted aficionado a este tipo de desayunos, que todo lo contrario. Pero mire, no quiero que me crea haciendo un acto de fe, quiero que lo compruebe usted mismo. Vaya y mire la composición nutricional de sus cereales. Mire la cantidad de proteínas, grasas e hidratos de carbono (azúcar) que contienen. Como habrá comprobado, sus cereales, sean los que sean, están compuestos mayoritariamente por azúcar, esto es, por hidratos de carbono, y muy probablemente son en un 80% azúcar dentro de su organismo. En cuanto a la leche desnatada, déjeme empezar por explicarle que la leche desnatada en polvo se utiliza, entre otras cosas, para engordar al ganado. En efecto, los fabricantes retiran la grasa de la leche y le añaden azúcar en su lugar. Luego le explicaré por qué, porque para todo hay una explicación. De manera que el desayuno "sano y equilibrado" consiste en un tazón de una mezcla acuosa blanca con azúcar que baña sus copos de azúcar. Si es usted como muchas otras personas, además le echará una cucharada de azúcar blanca a la leche para endulzarla ya que "sólo tiene 18 calorías", de modo que acabará desayunando azúcar con azúcar y con más azúcar. Hombre, si piensa usted correr esta mañana la maratón de Nueva York, este desayuno es muy adecuado, pero si lo que pretende es irse a su oficina a trabajar, hágase un favor y pare en el camino a comprarse ropa de una talla mayor. La va a necesitar en breve.

Conocer lo que comemos es fundamental para entender lo que ocurre en nuestro organismo. No es posible -simplemente no lo es- seguir un plan nutricional sin entender lo que se ingiere. Le dije al principio que no iba a complicarle la vida con explicaciones científicas y estoy dispuesto a cumplir mi palabra. Sin embargo, los fabricantes de alimentos se han inventado una serie de triquiñuelas para engañarle y debo advertirle de ellas en este capítulo para que sea capaz de entender con facilidad lo que come y lo que no.

El primero de estos trucos es el de los alimentos "sin azúcar". Los alimentos "sin azúcar" muchas veces tienen azúcar. ¿Recuerda que le dije, para simplificar, que hidratos de carbono es lo mismo que glucosa y que, a su vez, glucosa es lo mismo que azúcar? Perfecto, pues vamos a añadir a esta ecuación los alcoholes, todos los alcoholes. Considérelos azúcar a partir de hoy. Los polialcoholes también. De modo que no se apresure a comprar caramelos sin azúcar para su plan nutricional. Engordan exactamente igual que los caramelos con azúcar. ¿No me cree? Vaya al quiosco más cercano y compre el paquete de caramelos sin azúcar que más rabia le dé. Como comprobará al mirar su composición nutricional, en torno al 95% de cada caramelito es hidrato de carbono, o sea, azúcar, y le garantizo que si se los come acabarán formando parte de sus magníficamente cuidados michelines. Ojo, hay comida sin azúcar que, en realidad, no tiene azúcar, pero desafortunadamente no es mucha.

He empezado el libro explicándole la composición de los alimentos porque quiero que, desde hoy, comience a mirar la composición nutricional de todo lo que come, independientemente de si se lo come finalmente o no. Lo que quiero es que aprenda a ser consciente de lo que está comiendo para atenerse a los resultados que va a obtener cuando siga su plan. De modo que, lo primero que debe hacer, desde hoy mismo y sin esperar a terminar el libro, es mirar los valores nutricionales de las cosas que compra y come, de todas y cada una de las cosas que pasan por sus manos. Como verá, la mayoría de los alimentos contiene valores nutricionales para una ración y para una cantidad concreta y redonda que suelen ser 100 gramos. No preste atención a las cantidades por ración, están diseñadas para engañarle. Es un truco de marketing bastante viejo; se lo digo por experiencia. Según los fabricantes de patatas fritas, una ración son dos o tres patatas casi transparentes y todos sabemos que si nos gustan las patatas fritas, una ración para nosotros bien pudiera ser media bolsa o incluso una bolsa completa.

No se deje engañar. Mire los valores por cada cien gramos y así sabrá los porcentajes de proteína, grasa y carbohidratos (azúcar) que tiene el alimento. Básicamente, lo que debe mirar es cuantos gramos de cada uno de estos tiene el alimento por cada 100 gramos de producto. Así, unos cereales que tengan por cada 100 gramos 9 gramos de proteína, 78 gramos de hidratos de carbono y 3 gramos de grasa, que son proporciones reales de muchos de los cereales comerciales, están compuestos por un 9% de proteína, un 78% de azúcar y un 3% de grasa. El resto (sodio, sal, fibra, agua…), a efectos netamente nutricionales, no tiene valor alguno para nosotros en este libro.

Otro truco al que debe prestar mucha atención es a la inclusión de soja en los preparados de carne, como por ejemplo en los embutidos. La soja es una legumbre que se ha puesto de moda injustamente. Se le atribuyen una cantidad enorme de beneficios que no dejan de ser mitos. Como con todo en esta industria, el dinero manda. La soja es barata, sobre todo si la comparamos con la ternera o el cerdo y tiene un alto contenido en proteína (unos 32 gramos de proteína por 100 gramos de soja) con un contenido relativamente bajo de hidratos de carbono (34 gramos por 100 gramos de producto). Además, tiene poca grasa (18 gramos por 100 gramos de producto), lo que hace las delicias de los opositores a la grasa y le sirve al fabricante como gancho para engañarle a usted. Pero esto es lo que no le cuentan y lo que usted debe saber sobre la soja: la proteína de la soja es de muy baja biodisponibilidad y su contenido en aminoácidos esenciales para el cuerpo es muy bajo. ¿Qué quiere decir esto? Pues esto quiere decir que su organismo no asimila prácticamente nada de esa proteína de soja que usted ingiere. También quiere decir que los fabricantes le engañan, haciéndole creer que está usted comprando un producto muy rico en proteínas cuando, en realidad, su cuerpo no será capaz de asimilar una buena cantidad de ellas, muchas de las provenientes de la soja. De este modo, ellos abaratan sus costes introduciendo un vegetal barato en su carne, se permiten en ocasiones el lujo de subir el precio del producto vendiéndonos la falsa afirmación de los beneficios de la soja para el organismo o, peor aún, poniendo un cartel de "rico en proteínas" en el producto, y como remate, nos engañan mostrándonos una alta proporción de proteínas en la composición nutricional pese a que son perfectamente conscientes de que muchas de esas proteínas no nos sirven para nada.

Pero si todo esto no le ha hecho pensar dos veces antes de comer algún alimento que contenga soja, le voy a dar algunos datos más. Se calcula que el 90% de la soja que se incluye en los alimentos procesados está modificada genéticamente. También se calcula que en un supermercado medio de Estados Unidos, el 90% de los productos contiene soja y/o maíz, así que hablemos también del maíz.

Al igual que la soja, el maíz es un cultivo muy extendido en el mundo y, especialmente, en Estados Unidos. El 30% de la tierra agrícola de Estados Unidos está dedicada al Maíz. Además, este cereal tiene una subvención permanente del gobierno Norteamericano, subvencionándose incluso el exceso de producción gracias a la facilidad con la que se almacena de un año para otro. Al igual que la soja, el 90% del maíz está modificado genéticamente. Las modificaciones que introducen en estos alimentos son para hacerlos resistentes a los potentes pesticidas y plaguicidas que usan en su cosecha, así que ahora también sabe que los alimentos agrícolas modificados genéticamente han sido bien regados con todo tipo de productos químicos durante su cosecha.

El maíz se transforma en una cantidad casi infinita de subproductos que se usan en la industria alimenticia en general, desde harinas a jarabes pasando por féculas y almidones. De todos ellos, el producto al que más atención le debe prestar en la composición de los alimentos que compre es el jarabe de maíz rico en fructosa (High Fructose Corn Syrup). Aléjese de él. Luego entenderá porqué.

Mire, el principal causante de la epidemia de obesidad que nos asola es, sin duda alguna, el azúcar. Me da igual que le llamen glucosa, fructosa, polialcoholes o cualquier otra denominación científica que se quieran inventar para ocultarnos la cantidad de azúcar que ingerimos a diario sin querer. Pero no es casualidad que el azúcar -y también la patata que acaba siendo azúcar en nuestro organismo con una facilidad pasmosa- acabe colándose en casi todos los alimentos que compramos. Tanto el azúcar refinado como la patata son dos alimentos muy baratos de producir en grandes cantidades y con una versatilidad para la preparación industrial muy amplia. Para colmo, su logística es sencilla y su conservación barata. Por ello, los grandes fabricantes de alimentos las han incluido en sus productos a diestro y siniestro. Pasa lo mismo que con el maíz y con la soja y al final tenemos estos cuatro alimentos en todas partes.

Aunque este tema del azúcar, la patata, el maíz y la soja es algo que leí en un libro hace ya algún tiempo, yo mismo pude constar en persona en el supermercado esa misma tarde que lo leí lo que había aprendido. Yo solía comprar unas "pechugas de pavo vuelta y vuelta" de un conocido fabricante de alimentos para la cena de mis hijos. Pensaba, de corazón, que se trataba de un alimento muy sano y equilibrado. Se lo ponía a la plancha a mis hijos, casi sin aceite, y se lo acompañaba de una buena ración de patatas fritas porque, al fin y al cabo, los carbohidratos eran necesarios, ¿no? Bueno, en realidad no, pero yo entonces no lo sabía. En cualquier caso, un día se me ocurrió leer la composición de las pechugas vuelta y vuelta y lo que leí me sorprendió enormemente: tenía un 67% de pechuga de pavo y el 33% de ingredientes tan dispares y curiosos como fécula de patata y azúcar. ¿Qué demonios pintan la patata y el azúcar en una pechuga de pavo? ¿Hace falta que se lo diga? Abaratan el coste de producción y maximizan el beneficio del fabricante. Nos venden una carne, a precio de carne de alta calidad, que ni es de alta calidad ni está compuesta íntegramente por carne. En cuanto a sus valores nutricionales, estas pechugas de las que le hablo tienen por cada 100gr de producto 15 gr de proteína, 5 gramos de hidratos de carbono y prácticamente nada de grasa. Vale, si mis matemáticas no me fallan, 15gr + 5gr = 20gr. ¿Qué demonios le estoy dando a mis hijos para comer hasta rellenar los 80 gramos de peso restantes? ¿Es todo agua? Desde luego no son nutrientes esenciales. Más bien parece que les estoy dando patata con patatas fritas. Lo curioso es que la composición nutricional del pavo por cada 100 gramos de producto es 27 gramos de proteína, 9 gramos de grasa y 0 hidratos de carbono. Como puede ver, se parece a la composición de las pechugas vuelta y vuelta como un huevo a una castaña.

En una vitrina de embutidos, si se fija, cada vez hay menos fiambres de jamón y más fiambres de pavo y pollo. Nos intentan hacer creer que la carne más sana es la que menos grasa tiene, pero algunos sabemos que eso no es cierto. Se trata de otra maniobra de una industria sin escrúpulos que sólo mira por sus intereses sin importarle para nada su salud. ¿Ha visto esas pechugas de Pavo tan hermosas con esa forma de pechuga (o incluso de pavo entero) tan perfectas que venden en la charcutería al corte? Bien, pues ese embutido contiene alrededor del 55% de carne de pavo. Casi la mitad del producto son otras cosas como patata o azúcar. Se hacen en un molde y no son, para nada, naturales. La pechuga de pollo de otro conocido fabricante que puede encontrar en su charcutería contiene el 52% de carne, e incluso, algunos están por debajo del 50% del peso del producto. El jamón cocido, que hasta ahora se había librado de la invasión de la patata, empieza a verse afectado por este problema también.

Hace casi 20 años, cuando estudiaba en Estados Unidos, los postres de gelatina estaban de moda porque no contenían demasiado azúcar y su composición era prácticamente proteína y agua. Después de todo, la gelatina natural se obtiene de fuentes como la cola del pescado. En realidad, la gelatina es una proteína llamada colágeno, que además es la más abundante en el cuerpo humano y por eso está de moda para infinidad de usos en nutrición y cosmética. Frente a los postres tradicionales que no aportan nutrientes reales y están compuestos, básicamente, de una gran cantidad de azúcar, la gelatina prometía ser una alternativa muy nutritiva y adecuada para los pequeños en crecimiento. Sin embargo, la industria puso sus ojos en la gelatina al calor de la alta demanda y, paulatinamente, fue cambiando su composición. Hace una década, casi la mitad de la gelatina de postre era azúcar y el contenido de proteínas había bajado considerablemente. Hoy, y si no me cree compruébelo, muchos postres de gelatina ya no tienen prácticamente nada de proteína y se componen, casi al 100%, de azúcar. Lógicamente, es mucho más barato para el fabricante rellenar cuencos de azúcar que extraer gelatina del colágeno existente en las colas de los pescados y sintetizar la gelatina. Sin embargo, y aquí está la clave del engaño, el precio de la gelatina de postre no ha bajado. Sigue valiendo prácticamente lo mismo que valía hace 20 años ajustando las diferencias del coste de la vida entonces y ahora. Cuando vaya al supermercado, compare la composición nutricional de la gelatina de postre y la de la gelatina para cocinar en láminas, verá lo rápido que entiende el engaño cuando compare los precios.

Le doy otro ejemplo más para terminar de ilustrar el concepto. El pescado y el marisco, como es lógico, están compuestos de proteínas y grasa en distintas proporciones en función de la especie. Algunas especies, como los mejillones, tienen pequeñísimas cantidades de hidratos de carbono, pero lo normal es que los carbohidratos no estén presentes en la fauna del mar. Ahora bien, si mira la composición de unas barritas de merluza congelada, se sorprenderá al comprobar que, de promedio, estas contienen por cada 100 gramos de producto 12 gramos de proteína, 7 gramos de grasa y ¡16 gramos de hidratos de carbono! Teniendo en cuenta que la composición de la merluza natural por cada 100 gramos es de 17 gramos de proteína, 2 gramos de grasa y 0 gramos de hidratos de carbono, estará conmigo en que comer palitos de merluza congelados no tiene absolutamente nada que ver con comerse un filete de merluza comprado en el mercado.

Por otro lado, muchos de los embutidos que antes le comentaba y otros preparados alimenticios se preparan con Carne Separada Mecánicamente (CSM) de aves y/o ganado diverso. ¿Sabe lo que es la carne separada mecánicamente? No, no se trata de carne que ha sido separada de los huesos con cuchillos eléctricos, sino del jugo resultante de meter en unas prensas industriales todos los trozos y despieces de animal que no pueden ser vendidos comercialmente o que resultan imposibles de limpiar a mano. Si bien este producto, que es una pasta rosácea que se parece a la carne muy picada, tiene un alto valor nutritivo, no es menos cierto que no se trata de carne real estrictamente hablando y tiene un alto contenido de otras sustancias como por ejemplo hueso y médula de hueso, lo que hace que sea muy susceptible al deterioro debido a su alto potencial oxidativo. Además, tiene una carga microbiana alta que la convierte en una materia altamente perecedera. Por todo ello, esta "carne" acaba absolutamente embadurnada de todo tipo de conservantes y agentes reguladores de la oxidación. Sí, se puede comer y tiene un valor nutritivo relativamente bueno, pero desde luego no es lo que yo elegiría para que mis hijos comiesen a diario.

Otro punto importante a tener en cuenta para entender lo que estamos comiendo es el de los alimentos "light", "desnatados" o "bajos en grasa". La moda de los alimentos "light" comenzó en la década de los ochenta como continuación del mito emergente que perdura hasta nuestros días según el cual un alto consumo de grasas, especialmente saturadas, es perjudicial para la salud. Hay mucho qué hablar sobre este tema y no quiero polemizar, pero permítame darle algunos datos de interés, datos reales proporcionados por la OMS, y saque usted sus propias conclusiones. El segundo país del mundo civilizado en consumo de grasa saturada, Suiza, tiene el segundo menor índice de infartos del mundo civilizado. Las tribus asiáticas, los esquimales y los masáis africanos, con porcentajes altísimos de grasa saturada en su dieta, no sufren enfermedades coronarias. Esto es un hecho probado. De hecho, desde la época de los 40 hasta la actualidad, el consumo de grasa animal en los Estados Unidos no ha hecho más que bajar incesablemente... al mismo ritmo que crecían los casos de infartos y enfermedades coronarias, tocando su máximo en la década de los 90, a la vez que el consumo de grasas saturadas tocaba su mínimo. En fin, ya sé que le dicen todo lo contrario en cada esquina, pero los datos son los datos. Haga con ellos lo que crea conveniente. Le daré un último dato para que le dé una vuelta en su cabeza: en España, en los últimos 20 años, el consumo de grasa saturada ha crecido y los casos de accidentes cardiovasculares han descendido.

Y usted se preguntará, ¿quién tiene interés en convencernos de que eliminemos las grasas, especialmente las saturadas, de nuestra dieta? Piénselo, si no cae en la cuenta, luego le explico el misterio. Pero le doy una pista: la clave está en la base de la pirámide.

Este tema de las grasas saturadas está estrechamente ligado a otro tema de candente actualidad: el colesterol. Efectivamente, una dieta rica en grasas saturadas (las de origen animal principalmente aunque también se encuentran en otros alimentos como el aceite de coco), eleva el colesterol y, como habrá oído hasta la saciedad, el colesterol alto eleva el riesgo de enfermedades coronarias, ¿cierto? No, claro que no. De hecho, en el último macro estudio de la OMS a nivel mundial, se detectó que el 72% de las personas que sufrían su primer infarto tenían el colesterol bajo. También habrá oído que hay dos tipos de colesterol, el "bueno" y el "malo". Lo que seguramente no le han explicado es que algunas grasas saturadas como el aceite de coco elevan el colesterol bueno. Lo que tampoco le habrán explicado es que dentro del llamado colesterol "malo" hay diversos tamaños de moléculas, entre ellas el colesterol de baja densidad (LDL) y el de muy baja densidad, y que es este último el que viene a obstruir en ciertos casos los vasos sanguíneos. Pero, lo que estoy seguro que no le han explicado es ¿qué hace ese colesterol de muy baja densidad en sus vasos sanguíneos y porqué los obstruye? Se lo voy a explicar de manera sencilla.

El interior de las paredes de sus vasos sanguíneos se araña, entre otras cosas, por el azúcar alto en sangre, y el cuerpo manda el colesterol para reparar estas heridas. El colesterol de muy baja densidad es tan fino que queda atrapado en las micro-heridas que allí se forman y se oxida, produciendo placas de calcio y grasa, concretamente grasa insaturada y no grasa saturada como continuamente le hacen creer. Y son estas obstrucciones de calcio y grasa insaturada las que producen ciertos tipos de accidentes cardiovasculares. De manera que deseche de su mente esa idea de que si se come la grasa de un filete dicha grasa acabará obstruyendo sus arterias. No es tan sencillo.

Es probable que usted piense que el colesterol que tenemos en nuestro cuerpo se encuentra en nuestra sangre, porque es lo que los fabricantes de alimentos le quieren hacer creer contándonos como el colesterol que acumulamos en la sangre nos tapa las arterias y, de paso, vendiéndonos productos para bajar el nivel de colesterol en la sangre. Le voy a dar un dato que probablemente desconozca: menos del 10% del colesterol que tenemos en nuestro cuerpo se encuentra en la sangre. Más del 90% del colesterol que tenemos en nuestro cuerpo se encuentra repartido por las millones de células de nuestro organismo. ¿Sabe por qué? Pues porque el colesterol es absolutamente necesario en nuestro organismo. Tratar de reducir los niveles de colesterol en su cuerpo, sólo porque se lo indique un fabricante de alimentos sin escrúpulos, es una muy, pero que muy mala idea. De las muchísimas funciones que juega el colesterol en el cuerpo humano, me quedo para ilustrarle ahora con el papel que desempeña en la cicatrización de los tejidos. Si no hay colesterol, no hay cicatrización y, por tanto, cualquier herida, interna o externa, puede tener fatales consecuencias. ¿Recuerda que le acabo de decir que el 72% de las muertes por infarto presentan un colesterol bajo según el último estudio de la OMS? Ya ve que los hechos acompañan a los datos.

Como siempre, no quiero que se crea a pies juntillas lo que le digo, sino que lo descubra usted mismo. Haga una búsqueda sencilla en Internet. Mire los países con los niveles de colesterol más bajo por habitante. Comprobará que a la cabeza de la lista se encuentran países como Venezuela y Rusia. Ahora haga una búsqueda de porcentajes de infartos por país y comprobará que estos dos mismos países, Rusia y Venezuela, ocupan posiciones de honor en lo alto de la tabla. ¿Coincidencia? No, yo creo que son datos objetivos.

El azúcar alto en sangre es tóxico para el organismo y este es el principal ejemplo de los problemas derivados de tener el azúcar alto en sangre: las enfermedades coronarias. No, no es la grasa lo que hace que sus venas y arterias se obstruyan, como le quieren hacer creer, es el azúcar. ¿Tengo que decírselo o se lo ha imaginado ya? Al mismo tiempo que en Estados Unidos bajaba el consumo de grasa saturada, crecía enormemente el consumo de azúcar, desde menos de 20 kg hasta los casi 80 kg por persona y año. Sólo en España, el consumo de azúcar creció desde 1980 hasta 2010 de 20,7 Kg por persona y año hasta los 38 Kg por persona y año, casi el doble. En el Reino Unido, el consumo de azúcar per cápita pasó de 1,12 Kg en 1850 a 55 kg un siglo más tarde. En 1800, la producción mundial de azúcar se situaba en menos de 250.000 toneladas. En 1900 creció hasta los 10 millones de toneladas y en 2000, se estima que fue de 100 millones de toneladas. Ya sé que estos datos le parecerán alarmantes, casi de novela de ciencia ficción, y que usted cree que no consume tanta azúcar y yo exagero, pero, ¿está usted en lo cierto? Apunte este dato: aproximadamente el 75% del azúcar que se consume en España, la que consume usted también, proviene de alimentos preparados, según un estudio de la Universidad Autónoma de Barcelona publicado en 2009. Nada se salva: pepinillos en vinagre, patés, empanadillas, salsas de tomate, mayonesa, caldo de verduras…. Hay azúcar en casi todos los alimentos procesados que toma.

Sigamos; ¿bebe usted refrescos gaseosos? Sepa usted que en una lata de su refresco favorito hay hasta ocho cucharaditas de azúcar refinada, o sea, unos 40 gramos. El único motivo por el que no vomitamos de inmediato al tomarnos un refresco con tal concentración de azúcar es porque el ácido fosfórico que incluye nos reduce el sabor y nos permite digerirlo. Yo conozco a bastantes personas que se toman varios refrescos al día. Supongamos, por poner un ejemplo, que se tomen tres. Tres refrescos al día, a razón de 40 gramos por refresco, son 120 gramos de azúcar refinada diarios, o lo que es lo mismo 43,8 Kg de azúcar refinada ingerida sólo en la bebida cada año. Pero no nos fijemos en las medias anuales, que pueden estar desvirtuadas, miremos un día cualquiera en la vida de una persona que se bebe tres refrescos.

El volumen normal de glucosa en sangre es de entre 82 mg y 110 mg por decilitro, o lo que es lo mismo, para que sea fácilmente comprensible, entre 3 y 7 gramos en toda su sangre, que vienen a ser unos 5 litros. ¿Cómo cree que reacciona su cuerpo cuando usted ingiere tres refrescos con el equivalente a 120 gramos de azúcar? Déjeme que se lo explique brevemente.

Casi de inmediato se genera un pico de glucosa en la sangre. Como el exceso de azúcar en sangre es tóxico para el cuerpo, nuestro organismo tiene que eliminar de inmediato esta bomba de relojería que supone beberse un litro de refresco. Para ello, el cuerpo dispone de la insulina. La insulina acude masivamente a la sangre para, por un lado, transportar la glucosa para convertirla en grasa y reducir el nivel de glucosa en sangre y, por otro lado, transportar esa grasa resultante de la transformación al tejido adiposo (los michelines) donde la almacenamos con absoluta eficiencia para poder ser usada como combustible más adelante si los niveles de glucosa en sangre descienden por debajo de unos umbrales. Ahora bien, es importante saber que la grasa almacenada en el tejido adiposo no puede volver al torrente sanguíneo mientras tengamos insulina en la sangre. La presencia de insulina le señala al tejido adiposo exceso de glucosa y por tanto, el organismo da preferencia a que nuestras células usen esta glucosa como azúcar y no permite combustibles alternativos en el torrente sanguíneo. El problema principal al que nos enfrentamos es que tomamos tal cantidad de azúcar diariamente que los niveles de insulina en sangre nunca bajan y, al no bajar, la grasa no se libera de vuelta al torrente sanguíneo.

Esto, además de mantener la grasa donde la tenemos, hace que engordemos. Si, si, como lo oye. Engordamos aunque tengamos reservas de sobra. El mecanismo es sencillo. Cuando la cantidad de azúcar en sangre disminuye y la cantidad de insulina existente en el torrente sanguíneo no permite que la grasa abandone el tejido adiposo, las células del cuerpo tienen un déficit energético, lo que nuestro cerebro interpreta como "necesito comer" y, voila, otra vez tenemos hambre aunque tengamos reservas suficientes de grasa almacenada. Por lo tanto, volvemos a comer, volvemos a disparar el azúcar en sangre, a segregar más insulina y, en definitiva, a almacenar más grasa. De modo que sepa usted que no engorda porque coma más, sino que come más porque está engordando, que no es lo mismo.

Le voy a contar un experimento sorprendente que ilustra perfectamente este problema. Al inyectar insulina a ratones de laboratorio de manera continua, se ha conseguido que engorden hasta proporciones comparables a la obesidad mórbida humana. Se ha seguido inyectándoles insulina al tiempo que se les ha ido reduciendo la comida que se ponía a su disposición y, pese a tener grasa acumulada en cantidad para poder usar esas reservas para sobrevivir, los ratones han acabado muertos, literalmente, de hambre, sin quemar ni un gramo de grasa. El nivel de insulina en la sangre impidió que el organismo de los ratones utilizase el combustible de reserva almacenado, ni siquiera para sobrevivir.

Dígame, ¿Acaso considera usted su dieta más sana porque en lugar de refrescos bebe zumos? Mire, el índice glucémico mide la facilidad que tiene el cuerpo humano para transformar un alimento en glucosa, en azúcar en sangre. El azúcar de mesa tiene un índice glucémico de 64. Un refresco de cola tiene, de promedio, un índice glucémico de 63. Convendrá conmigo por lo tanto que beber refrescos de cola es como beber azúcar de mesa. ¡Pero es que el índice glucémico del zumo de naranja natural es de 50, más alto incluso que el de los macarrones integrales, que es 43! Del zumo embotellado ni hablamos, porque ese, además, suele estar edulcorado con más azúcar, por lo que resulta incluso más dañino que las propias bebidas carbonatadas.

Ya que estamos con el índice glucémico, permítame que le de otros datos de interés que vienen a reforzar algunas cosas que le he contado antes. Las zanahorias hervidas tienen un índice glucémico de 92, incluso mayor que el de la miel, y el puré de patatas un índice glucémico de 80. Como es lógico, la glucosa tiene un índice de 100, pues el cuerpo no necesita transformar la glucosa en glucosa y por tanto la eficiencia en el proceso es total e inmediata. ¿Recuerda lo que le dije al principio sobre comer frutas y vegetales? No le estoy diciendo que no las coma, le estoy diciendo que debe saber lo que come para estar preparado para las consecuencias que se desarrollen en su cuerpo.

Piense, durante un instante, que durante los miles y miles de años de evolución del ser humano, nuestra especie ha comido alimentos con índices glucémicos por debajo de 40, o lo que es lo mismo, alimentos que tardábamos en convertir en azúcar y por lo tanto aportaban energía de una manera paulatina y constante, no en picos energéticos. Ha sido sólo en los últimos años que hemos pasado a consumir alimentos con el doble de esos índices glucémicos habituales en nuestra especie hasta ahora. Como es lógico, nuestro organismo ha reaccionado masivamente contra esto de la forma que ha podido, que no es otra que haciendo un uso exhaustivo de la insulina para poder rebajar los niveles de azúcar en la sangre.

El problema es que el exceso de insulina, además de hacer que engordemos, tiene otros efectos secundarios. En las personas jóvenes se está desarrollando una resistencia natural a la insulina que hace que aparezcan miles de caso al año de niños con diabetes de tipo II. A la diabetes de tipo II se le conocía como la diabetes de la vejez. Ahora, con las nuevas tendencias nutricionales que ha creado esta epidemia de diabetes y obesidad a nivel mundial, ya no se le llama así porque no afecta sólo a los viejos, sino que también afecta a los jóvenes, que han estado expuestos a cantidades industriales de azúcar desde su nacimiento. En estados unidos, se estima que 1 de cada 3 personas nacidas despúes del año 2000 tendrá diabetes tipo II. Si nos fijamos en las clases bajas, 1 de cada 2 personas. Y es que comer bien es caro…

Una última cosa acerca de lo que come: no haga caso a lo que le dicen los fabricantes de alimentos procesados. El 99% de lo que le cuentan es pura mentira vestida de todo tipo de pseudociencia. ¿Sabía usted, por ejemplo, que uno de los fabricantes de productos lácteos más importantes del mundo ha llegado a un acuerdo con el gobierno en Estados Unidos por valor de millones de dólares para no ir a juicio porque sus productos, que supuestamente mejoran las defensas y facilitan la digestión, superventas ambos en España por cierto, han sido analizados concienzudamente allí, y se ha demostrado que no aportan absolutamente ningún beneficio para la salud a pesar de que sus anuncios -prohibidos allí y permitidos aquí- nos cuentan todo lo contrario? ¿Sabía usted que se ha demostrado una relación directa entre el consumo de leche desnatada y la ganancia de peso? ¿Sabía que productos como la margarina, que durante décadas nos vendieron como sano, ligero y muy saludable, eran en realidad grasas hidrogenadas altamente perjudiciales para la salud? En esto si le pido que me crea a pies juntillas porque de eslóganes, publicidad y marketing sí que sé bastante. Hágame caso, por defecto, no se crea nada de lo que le cuente un fabricante de alimentos. Analice los datos fríamente y llegue a sus propias conclusiones. ¿Quiere otro ejemplo? ¿Le suena el eslogan "Del mar a su mesa"? Lo utiliza un conocido fabricante de palitos de mar (surimi) pero, a no ser que ahora la patata y la soja se cultiven bajo los océanos, es una vil mentira.

Quiero acabar este primer capítulo asegurándome que he sabido transmitirle bien el concepto a tener en cuenta a la hora de aplicar un plan nutricional para perder peso: usted debe ser consciente en todo momento de lo que está ingiriendo y no debe guiarse por el nombre o el aspecto del alimento que está comprando, sino que debe comprobar su composición y sus valores nutricionales para entender de qué está compuesto el alimento en cuestión. Sólo si es capaz de conocer de qué está compuesto un alimento podrá controlar de manera eficiente las cantidades de nutrientes que ingiere y por ende podrá controlar su peso.

La Pirámide Nutricional

En el capítulo anterior le propuse resolver un misterio: ¿quién tiene interés en que suprimamos de nuestra dieta las grasas, especialmente las saturadas, y las sustituyamos por otros alimentos? También le di una pista. Le dije que el secreto estaba en la base de la pirámide. En realidad, usé un pequeño truco de marketing para despistarle. Al rodear el tema de cierto misterio e introducir una pirámide, es muy probable que su mente se fuese directamente a las pirámides de Egipto, cuando en realidad el secreto se encuentra en la base de la pirámide nutricional.

Imagino que conoce de sobra la pirámide nutricional, con esa amplia base de cereales e hidratos de carbono, esa zona media de frutas y verduras y esa cúspide minúscula de carnes, pescados y grasas. Se lo voy a decir directamente, así que no se alarme. La pirámide nutricional es un gran engaño, un fraude. Es la mayor mentira que se ha contado en el siglo XX. Hace tiempo que escribí un artículo titulado "El Engaño del Siglo XX" en el que detallo este gran fraude a escala mundial. No soy el primero ni el único en denunciarlo y detallarlo, pero he querido introducirlo en este libro porque es importante que no le preste ninguna atención a la pirámide. Podrá encontrar el artículo original en el epílogo del libro y en la web www.adelgazarsinmilagros.com.

¿Sabe usted quién inventó la pirámide nutricional? Pues la inventó la U.S.D.A., que son las iniciales de United States Department of Agriculture y que viene a ser algo así como el Ministerio de Agricultura de los Estados Unidos. Y, ¿sabe usted cuales son los cultivos más extendidos en los Estados Unidos? Sí, efectivamente, los granos y los cereales que ocupan la amplia base de la pirámide. Así que no es de extrañar que la pirámide promulgue el consumo de los productos que ellos mismos producen, venden y exportan. Mire, le garantizo que si sigue al pie de la letra las recomendaciones de raciones diarias de la pirámide nutricional será capaz de ganar hasta 10 kilos en unos pocos meses. Si quiere un ejemplo, dese un paseo por cualquier calle de cualquier ciudad de los Estados Unidos. Como comprobará, sus calles están repletas de ejemplos.

Por otro lado, otra serie de señores nos quieren convencer de que saquemos de nuestra dieta las grasas saturadas, como las provenientes de animales o del aceite de coco y metamos las insaturadas, como por ejemplo el aceite de girasol, de maíz o de cualquier otra semilla similar. No tengo que decirle donde se producen anualmente millones de litros de estos últimos, ¿verdad? Exacto, en Estados Unidos, dónde no se produce Aceite de Oliva ni Aceite de Coco en cantidades significativas.

De todas las dietas que he seguido, la Isodieta es la que mejor resultado me ha dado no sólo a la hora de perder peso, sino en cuanto a la transformación que supuso para mí. Cuando empecé con la Isodieta, pesaba 113 Kg, tomaba 5 o 6 pastillas al día y sufría constantemente dolores y crisis de ansiedad. Tomaba protectores gástricos pues el reflujo era constante y no podía dormir. Tomaba ansiolíticos para mitigar las crisis de ansiedad. Tomaba betabloqueantes porque constantemente tenía el ritmo cardíaco acelerado. Tomaba ibuprofeno y paracetamol para aliviar mis dolores musculares y articulares. En fin, que estaba hecho un desastre. Mis analíticas eran penosas e incluso llegaron a temer que tuviese hepatitis pues mi función hepática estaba severamente afectada.

Unos cuantos meses después había perdido 35 kilos y no tomaba ninguna pastilla. Ya no sentía dolores ni tenía crisis de ansiedad. Dormía con normalidad y se habían esfumado mis problemas digestivos. Le cuento esto para que vea que, siguiendo una dieta absolutamente contraria a la pirámide nutricional como es la

Isodieta, conseguí no sólo alcanzar un peso razonable para mi edad y estatura, sino también mejorar considerablemente mi salud hasta el punto que mi analítica acabó por ser perfecta, impecable, sin un mal borrón o defecto en ella.

Por si se lo está preguntando, la Isodieta consiste en tomar en cada ingesta la misma cantidad de proteína y de grasa y eliminar casi por completo los hidratos de carbono. No se trata de comer toda la proteína y la grasa que se quiera, sino de comer la cantidad adecuada para cada persona en los momentos adecuados.

Cuando conocí a Jaime Brugos, descubridor de la Isodieta, me dijo que yo estaba desnutrido. Francamente, me sonó a cachondeo. Yo pesaba 113 Kg y este señor me decía que yo estaba desnutrido. ¡Pues menos mal! −Pensé yo −¡Porque si no lo estuviese no cabría en el coche! La realidad es que Jaime estaba en lo cierto. Yo hacía una sola comida al día, dos como mucho, y desde luego no miraba lo que comía. Simplemente comía hasta que me saciaba, mucho o poco, y de lo primero que pillase. En efecto, mi nutrición no era la adecuada y mi cuerpo y mi estado de salud eran un fiel reflejo de ello. Cuando quería comer sano me zampaba un plato de pasta con aceite de oliva o un plato de pisto, por aquello de que tenía muchas verduras.

Leí su libro y adapté el conocimiento adquirido a la vida real. El resultado fue espectacular y a él le debo mi creciente interés en estos temas que ha derivado finalmente en este libro. Como le iba diciendo, la Isodieta es un modelo nutricional muy distinto a la pirámide y desde luego ataca directamente los principios que hemos creído ciertos durante más de 50 años. Sin embargo, todo el mundo que conozco que ha seguido este plan, todos sin excepción, han obtenido excelentes resultados, y le adelanto que he conocido a muchísimas personas, tanto personalmente como por Internet, que lo han seguido.

La realidad es que Jaime Brugos investigó lo que era mejor nutricionalmente hablando, sin estar sujeto a unos fines comerciales concretos. A él le daba igual si había que tomar muchos o pocos cereales, mucho o poco pescado. Su problema era encontrar las cantidades apropiadas de cada elemento y, gracias a ello, ha construido un plan fuera de lo convencional que funciona a la perfección.

La pirámide nutricional, por el contrario, nos muestra un plan nutricional diseñado específicamente para dar importancia a unos productos en detrimento de otros. En el capítulo anterior le expliqué que el cuerpo humano, que de promedio tiene unos cinco litros de sangre, contiene en dicha sangre entre 3 y 7 gramos de azúcar en total y le hice mucho hincapié en que la glucosa elevada en sangre es tóxica para nuestro organismo y está detrás de muchos de los problemas cardiovasculares. Pues bien, la pirámide nutricional nos recomienda que del grupo 1, el de los hidratos de carbono, compuesto por los alimentos procedentes de los cereales, tomemos entre 6 y 11 raciones diarias, tomando como ración una rebanada de pan, medio bollo, media taza de cereal cocido o un cuarto de cereal seco. Un plato de pasta equivale a 4 o 5 raciones, así que las 6 a 11 raciones sugeridas equivalen a unos 400 gramos de hidratos de carbono refinados que proporcionan cantidades desorbitadas de azúcar en sangre.

Paralelamente, la pirámide nos sugiere que del grupo de las proteínas, el grupo 5, tomemos 2 o 3 raciones, tomando como ración entre 60 y 90 gramos de carne magra (sin grasa) cocida, un huevo, 60 a 90 gramos de pescado o los mismos gramos de pollo. Por lo tanto, su sugerencia es tomar bastante más cantidad de pan que de relleno. ¿Sabe cómo se denomina coloquialmente la comida que tiene más pan que sustancia? Bocadillos. Esto, y no otra cosa, es lo que han estado haciendo muchos norteamericanos durante décadas y justo por eso están a la cabeza de la obesidad infantil, de los casos de diabetes, de enfermedades coronarias y de resistencia a la insulina. Se calcula que en torno al 40% de los norteamericanos sufren o sufrirán diabetes a lo largo de su vida. De manera que, si quiere seguir sus pasos, lo único que debe hacer es seguir al pie de la letra lo que le dicta la pirámide nutricional y en muy poco tiempo se sentirá como uno de ellos.

Un último apunte sobre la validez de la pirámide nutricional. ¿Qué fabricantes incluyen siempre la pirámide nutricional en los envases de sus productos? Efectivamente, los fabricantes de cereales y de productos derivados de los cereales. Lo interesante de este caso es que en Estados Unidos por fin se han dado cuenta de que la pirámide es errónea y la han sustituido por un nuevo gráfico llamado "My Plate" ("Mi plato", en inglés), que para colmo también tiene errores garrafales (como por ejemplo dejar fuera del plato las grasas). Sin embargo, los fabricantes de cereales, que en su mayoría son norteamericanos, siguen incluyendo la pirámide en sus cajas. Créame, no es casualidad ni descuido en el diseño de los envases. A ese nivel corporativo, cada gráfico y cada letra que se imprimen en la caja de un producto están milimétricamente calculados, revisados y aprobados; lo que ocurre es que a estas empresas les convienen que usted siga creyendo que la pirámide nutricional es la base de la nutrición moderna porque desde luego es la base de sus ingresos.

My Plate es la respuesta de la Administración Obama a la epidemia de obesidad y diabetes que vive Estados Unidos. A decir verdad, se trata de un sistema bastante más "equilibrado" que la pirámide nutricional. No sé cómo, pero con la pirámide han llegado a convencernos

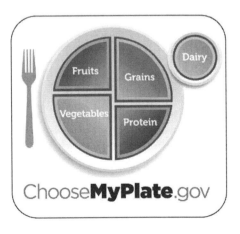

que la palabra "equilibrado" significa tomar mucho de una cosa y muy poco de otra, cuando el concepto de equilibrio debería ser justo lo contrario. En cualquier caso, ahora de repente nos dicen que tomemos más o menos la misma cantidad de proteínas que de granos, menos frutas y más verduras, junto con el equivalente a un vaso de leche. ¿Qué hay de erróneo en este nuevo intento por controlar la nutrición de 300 millones de personas? Pues básicamente que las grasas como tal desaparecen de la ecuación. Es cierto que se puede interpretar que el grupo de las proteínas y el de los lácteos incluyen algunos alimentos ricos en grasas, pero, si nos da por comer pollo y beber leche desnatada, no sé yo muy bien de dónde vamos a sacar la grasa que necesitamos para sobrevivir.

Las vitaminas A, D, E y K son liposolubles, o sea, se disuelven en grasa en lugar de en agua como las hidrosolubles (las vitaminas B y C). Esto quiere decir que aunque nos tomemos un plato repleto de zanahorias y espinacas, algo que la mayoría de dietistas tradicionales le va a recomendar, si no ingerimos grasa no vale para nada. Se lo explico. La zanahoria contiene por cada 100 gramos de producto, 1 gramo de proteína, 0,3 gramos de grasa y 9 gramos de hidratos de carbono que para colmo tienen un índice glucémico muy elevado, o sea, que se convierten con mucha facilidad en azúcar. Las espinacas, por su parte, contienen por cada 100 gramos de producto, 2 gramos de proteína, prácticamente 0 gramos de grasa y unos 3 gramos de hidratos de carbono. Estará de acuerdo conmigo en que ambos alimentos, nutricionalmente hablando, no aportan demasiado. Sin embargo, ambos alimentos son ricos en Vitamina A, por lo que podría desprenderse que el motivo de que los dietistas sean proclives a decirnos que tomemos muchas espinacas y zanahorias es por su alto aporte en esta vitamina. Sin embargo, como acabamos de ver, la Vitamina A que ingerimos al tomar estos alimentos no seremos capaces de sintetizarla en nuestro organismo si no podemos disolverla en grasa, por lo que de no haber ingerido también una porción de grasa con las verduritas, habremos llenado nuestro estómago de calorías vacías sin prácticamente ningún valor nutricional. En este sentido, es posible hincharse de verduras, engordar con el azúcar que provocan en la sangre y estar desnutrido, todo ello de un plumazo.

La nutrición óptima no es otra cosa que la correcta ingesta de alimentos para proporcionar al organismo un marco satisfactorio de trabajo y regeneración celular. La nutrición actual, en muchos casos, no es otra cosa que la ingesta continuada de calorías vacías que proporcionan energía excedente sin nutrir nuestras células. Desafortunadamente, la nutrición actual tiene su origen en la pirámide nutricional y desde ahora le digo que cualquier dieta o plan nutricional que siga que esté basado en la pirámide, por muy "equilibrado" que le digan que es, no valdrá más que para desnutrirle y engordarle.

La Pérdida de Peso

Como le dije en la introducción, el cuerpo humano está formado básicamente por agua, proteínas y grasas. En efecto, no hay células estructurales de hidratos de carbono en nuestro organismo. Los tejidos musculares, incluyendo el corazón, son ricos en proteínas y los tejidos adiposos están repletos de grasa. El cuerpo humano no es capaz de almacenar azúcar en cantidades significativas, de manera que los excedentes de azúcar los convierte en grasa y los almacena en el tejido adiposo. ¿Adivina cuál debe ser su objetivo de la pérdida de peso? Lógicamente, no querrá perder tejido muscular y debilitar sus músculos —entre ellos el corazón- sino que más bien querrá perder la grasa acumulada en el tejido adiposo, o sea, adelgazar. Pues bien, tenga en cuenta que muchas dietas lo que consiguen es justamente lo contrario: mantienen la grasa almacenada en sus michelines intacta mientras consumen su tejido muscular.

Le prometí no llenar el libro de explicaciones científicas y no lo olvido, pero tengo que explicarle un poco, aunque sea por encima y en lenguaje sencillo, cómo funciona nuestro metabolismo para que entienda qué debe hacer para perder peso de la manera adecuada sin debilitar su organismo.

El azúcar en la sangre es el combustible habitual de nuestras células. Sin embargo, como ya le he dicho, un nivel elevado de este combustible es tóxico para el organismo. Por lo tanto, el cuerpo debe deshacerse del exceso de azúcar en la sangre. Como se trata de combustible, el cuerpo no lo elimina, sino que lo almacena para usarlo más tarde, cuando se esté agotando el que tenemos en la sangre. El mecanismo de almacenaje es muy sencillo. El organismo convierte el azúcar sobrante en grasa y la manda a unas células que son como almacenes de energía: el tejido adiposo. Allí reposa hasta que, al bajar el nivel de azúcar en sangre si no se ingieren más alimentos, se vuelcan paulatinamente al torrente sanguíneo para servir como combustible alternativo a nuestras células y que nuestro cuerpo pueda seguir funcionando con normalidad incluso cuando el nivel de azúcar en sangre es bajo.

En efecto, nuestro organismo es como una máquina que está preparada para funcionar con varios combustibles distintos, no sólo con azúcar. El principal combustible de nuestro organismo es el azúcar, sí, pero nuestro cuerpo puede funcionar también con grasa o con proteínas. Todo está perfectamente diseñado y preparado para utilizar el azúcar como combustible principal. Incluso, como acabamos de ver, tenemos un mecanismo de almacenamiento del excedente de azúcar para poder usarla en caso de necesidad. Cuando el nivel de azúcar en sangre desciende, nuestro cuerpo nos pide más combustible y tenemos sensación de hambre.

Cuando nacemos, estamos programados para comer cuando la energía y los nutrientes en sangre se agotan, o sea, cada tres horas más o menos, pero poco a poco cambiamos esa necesidad natural por un hábito poco saludable: estirar los espacios de ayuno entre las ingestas, hasta llegar a realizar sólo tres comidas al día. Antes le dije que cuando yo pesaba 113 Kg comía sólo una o dos veces al día. Pues debe saber que para perder los 35 kilos que perdí en unos pocos meses, lo primero que tuve que hacer fue cambiar mis hábitos y comer entre 6 y 7 veces al día, pero luego llegaremos a esto.

Si cuando descienden los nutrientes y el combustible en nuestra sangre y sentimos hambre no comemos, el cuerpo tira de reservas y continúa funcionando con normalidad. ¿Sencillo no? No, no tanto. En realidad es algo más complejo. Si usted cena sobre las 9 de la noche y se va a la cama entre las 11 y las 12, cuando se acuesta prácticamente no quedan energía ni nutrientes en su sangre. Sin embargo, su organismo no se detiene y usted sobrevive toda la noche. ¿Cómo es esto posible? En condiciones óptimas, su cuerpo deja de quemar azúcar como combustible y comienza a quemar grasa. Este proceso se denomina Cetosis. Cuando su cuerpo entra en Cetosis, su organismo hace el cambio de combustible y usted comienza a perder parte de las reservas que tenía acumuladas.

Desafortunadamente, hoy en día y como resultado de la alimentación que recibimos, mucha gente con cantidades ingentes de reservas almacenadas no puede quemar grasa como combustible debido al exceso continuado de azúcar que ha sufrido su organismo. Aunque el nivel de azúcar en sangre les ha bajado al agotarse la energía disponible para las células, el nivel de insulina en sangre se ha mantenido alto y, como recordará, la insulina en la sangre evita que el tejido adiposo se abra y se libere la grasa al torrente sanguíneo. Como su cuerpo necesita combustible y, ni tiene azúcar ni es capaz de volcar reservas de grasa a la sangre, le manda la señal al cerebro para que tengamos hambre y comamos, pero, si como en este caso, estamos durmiendo durante ocho horas y no comemos, el cuerpo comienza a utilizar otras células como combustible: las proteínas, y así es como su cuerpo consume su tejido muscular en lugar de su grasa para mantenerle vivo.

¿Cuál debe ser, por tanto, el objetivo prioritario de su plan nutricional para perder peso? Obviamente, conseguir que su cuerpo entre en Cetosis. Si usted consigue meter de manera continuada su cuerpo en Cetosis perderá toda la grasa almacenada a un ritmo de vértigo. Como acabo de decirle, para que nuestro organismo entre en Cetosis tienen que darse dos condiciones: Primera, que baje el nivel de azúcar en sangre para que el cuerpo necesite otra fuente de energía alternativa para seguir funcionando y, segunda, que el nivel de insulina en la sangre sea bajo para que el tejido adiposo se abra y el relleno de nuestros michelines acabe en la sangre usado como combustible alternativo hasta agotar al máximo dichos depósitos de grasa. Le sorprenderá saber, además, que el cuerpo humano se deshace de las células de tejido adiposo que calcula que no va a usar. O sea, además de vaciar las células de grasa, el cuerpo destruye con el tiempo dichas células por lo que su tendencia a engordar disminuye. Cuanto más tejido adiposo haya disponible y más grandes sean las células que lo forman, más facilidad tendrá para engordar y viceversa.

Pues bien, no hay que ser un genio para deducir que la manera más directa para conseguir reducir al máximo el nivel de azúcar en sangre y por ende la insulina es limitar —si no suprimir por completo— la ingesta de azúcar, o sea, de hidratos de carbono. Sólo de este modo entraremos y nos mantendremos en Cetosis, estado en el que queremos estar al menos hasta que consigamos perder todo ese combustible de reserva que llevamos cargando a todas partes. En realidad, la activación de la cetosis en el cuerpo humano es algo más compleja de lo que yo se lo pinto y tiene que ver con otros factores como las reservas de glucógeno disponible para los músculos, pero para hacerlo sencillo, es mejor que asimile que si tiene bajo el azúcar en sangre y bajos niveles de insulina, entrará en cetosis cuando su cuerpo necesite energía adicional.

Al entrar en cetosis quemará la grasa almacenada y eventualmente destruirá el tejido adiposo. Al destruir el tejido adiposo, usted no sólo adelgaza, sino que hace que sea más difícil volver a engordar. Por ello, el beneficio de las dietas reducidas en hidratos de carbono es doble: además de perder peso, hacen que sea más difícil recuperarlo y minimizan el efecto rebote.

Aquí debo advertirle que una tropa enorme de agoreros le va a advertir que los hidratos de carbono son necesarios, que el cerebro los necesita para funcionar, que bla, bla, bla. Pero créame, pruébelo después cuando le proponga hacerlo y descubrirá que no son más que palabras sin sentido. Es cierto que el combustible preferido del cerebro es la glucosa, pero ni es el único ni tiene ningún efecto negativo usar otro, más bien al contrario. En Suecia, por ejemplo, más de una cuarta parte de la población sigue dietas muy bajas en carbohidratos, lo que conlleva su estado permanente de Cetosis y explica su baja tasa de obesidad.

La Cetosis, el proceso mediante el cual el organismo pasa de quemar azúcar como combustible a quemar grasa, produce un producto que después nuestro cuerpo desecha cuando hay excedentes: los cuerpos cetónicos. Estos cuerpos cetónicos se eliminan principalmente por la orina y el aliento, dotando a ambos de un olor peculiar que puede reducirse drásticamente incrementando la ingesta de agua. Se habló hace muchos años que los cuerpos cetónicos eran perjudiciales para el organismo pero ahora se sabe que no hay nada perjudicial en ellos e, incluso, se investiga con notables resultados en el uso de estos cuerpos cetónicos como combustible para tratar enfermedades neuronales como el Alzheimer o el Parkinson. Cuando uno entra en Cetosis los cuerpos cetónicos presentes en la orina son la principal prueba de que estamos quemando la grasa almacenada y estamos perdiendo peso de la manera adecuada: quemando nuestras reservas de grasa. Para comprobar si hemos entrado realmente en Cetosis o no, venden unas tiras de papel de test que nos indican la cantidad de cuerpos cetónicos en nuestra orina y que, desde ya, le recomiendo que pida si quiere controlar la manera en que está perdiendo peso, no vaya a ser que su pérdida sea líquido y/o tejido muscular, independientemente de si sigue mis consejos o no. En la web del libro (www.adelgazarsinmilagros.com) le he dejado enlaces a los distintos productos para que los pueda encontrar fácilmente en Internet, dentro de la sección "dónde comprar".

Debe saber que dejar de tomar carbohidratos, en especial los refinados y muy en especial azúcar, no es un proceso sencillo, en especial si es usted adicto al azúcar. Sí, adicto, ha leído bien. En 2004, en el estudio general sobre la obesidad, se demostró en ratas que la ingesta en exceso de azúcar causa una adicción similar a la que causan drogas como la cocaína. Esto se debe a que el azúcar estimula con intensidad las señales de dopamina en el cerebro, que es exactamente lo mismo que hace la cocaína. En 2007, en un estudio publicado en PLoS[1], en su edición de agosto, se afirmaba que las bebidas azucaradas intensamente producían en ratas más adicción que la cocaína, incluso en ratas que ya eran adictas a la propia cocaína. Prepárese para lo que le voy a contar ahora para acabar de exponerle el tema de la adicción al azúcar porque muy probablemente le deje perplejo: El azúcar blanco refinado (sacarosa), cuya composición química es $C_{12}H_{22}O_{11}$, tiene un poder adictivo similar a la heroína y una formula química bastante parecida a la propia cocaína ($C_{17}H_{21}NO_4$, al azúcar le falta el átomo de nitrógeno). Después de todo, el azúcar es un psicoactivo legal de uso irrestricto.

En efecto, la adicción al azúcar se manifiesta de muchas maneras: como adicción a los refrescos de cola, como adicción al chocolate, como adicción a los dulces o los pasteles, etc. Pero todas y cada una de estas adicciones son lo mismo: adicción al azúcar. Si a veces siente, repentinamente, la necesidad de tomar un dulce, comer pan, pasta, galletas, chocolate, un donut o similar, sin duda sufre usted una adicción al azúcar.

Sé que le resultará chocante, pero métase esto en la cabeza: El azúcar es una droga. Quizá no altere su conciencia de una manera obvia e inmediata como el alcohol o las diversas drogas de diseño, pero produce cambios en el estado físico, emocional, mental y espiritual del usuario. Y como cualquier otra adicción, es devastadora en esos cuatro niveles. Está en la naturaleza de todos los adictos negar que tienen una adicción. Y también lo está apuntar hacia otros adictos y decir "Mi problema no es tan serio como ese". Los adictos al azúcar sufren especialmente de esta forma de negación de

---

[1] PLoS: Public Library of Science. Organismo sin ánimo de lucro dedicado al avance y progreso de la ciencia y la medicina mediante la publicación gratuita de estudios y datos compartidos.

manera continuada. El azúcar se ha convertido en el mayor contaminante de nuestras comidas. Para colmo, para la digestión y asimilación del azúcar, el cuerpo gasta sus propias reservas de vitaminas, es decir, además de hacernos engordar, el azúcar nos desnutre. Cuando el azúcar -la sacarosa- llega al estómago, una parte se descompone casi de inmediato en fructosa y glucosa y otra parte pasa al intestino donde también se descompone en estos dos azúcares.

En algunas personas aparecen dolores de cabeza los primeros días de supresión de azúcar, dolores que además se mitigan con facilidad con cualquier analgésico. Yo había leído que esto se debía a la necesidad del cerebro de nutrirse de hidratos de carbono, así que me pregunté por qué yo no los había sufrido y empecé a investigar para entender qué personas los sufrían y cuáles no. Y lo que vine a concluir es que los dolores de cabeza no tenían nada que ver con la necesidad o no del cerebro de alimentarse de azúcar, más allá de los síntomas de una leve hipoglucemia. Al contrario, estos dolores intensos sólo se daban en las personas que tenían una dependencia real del azúcar. En efecto, se trata de un síndrome de abstinencia, un mono de azúcar, que afortunadamente sólo dura unos pocos días. Es fundamental reconocer la adicción a una sustancia para ser capaz de superar dicha adicción. Algunos autores dicen que el azúcar tiene 14 veces más poder de adicción que la cocaína. No estoy seguro de que esto sea cierto, pero si estoy seguro -porque conozco a bastantes personas adictas- que se trata de una droga como otra cualquiera y que crea adicción, es nociva para la salud y nos hace engordar.

Si todavía no le he convencido acerca de lo nocivo que resulta el azúcar para el organismo, permítame hacer un último intento. Hace tiempo que se sabe que las células de tumor pancreático usan la fructosa para dividirse y proliferar. Un equipo de investigadores de la Universidad de California en Los Angeles descubrió que las células de tumor pancreático utilizaban tanto glucosa como fructosa, de dos modos distintos, para alimentarse y proliferar. El estudio, publicado en el Journal of Cancer Research, concluía que todos los tipos de azúcar son iguales en cuanto a la proliferación de las células cancerígenas del cáncer de páncreas, uno de los más mortíferos que existe. ¿Recuerda qué le pasaba a la sacarosa (el azúcar blanco refinado) cuando entraba en su organismo? En efecto, se descompone automáticamente en glucosa y fructosa, los dos tipos de azúcar que está demostrado sirven a las células cancerígenas del cáncer pancreático para reproducirse y expandirse.

Quiero resumir este capítulo volviendo sobre el tema de la Cetosis para repasar el concepto básico que pronto abordaremos con detalle. Recuerde que sólo si pierde peso mediante un estado de Cetosis estará perdiendo la grasa que tiene acumulada. No deje que le cuenten ninguna otra historia, es la pura realidad. Sólo hay dos formas de eliminar la grasa acumulada: pasando por el quirófano o quemándola. Algunas personas le dirán que el deporte es lo que necesita para quemar la grasa, y llevan parte de razón, pero créame, es necesario comenzar por una nutrición adecuada para preparar su cuerpo para el deporte, especialmente si se encuentra cerca o ha superado los cuarenta años.

Sea cual sea el plan nutricional que ha pensado seguir para perder peso, tenga en cuenta que si no hace que su cuerpo entre en Cetosis no logrará eliminar la grasa acumulada de manera sencilla ni eficiente. Es probable que pierda peso, pero no que pierda grasa, que no es lo mismo.

Los 5 Factores Clave para Perder Peso de Manera Eficaz

En la introducción de este libro le dije que había leído bastantes libros sobre dietas y nutrición y que algunos de ellos eran bastante buenos. También le dije que echaba de menos uno que en lugar de proponer una dieta propusiera un plan, que no fuese muy técnico o científico, y que tratase otros aspectos de la pérdida de peso además de la nutrición. Como no pude encontrar el libro que buscaba en el mercado me dispuse a escribir uno, que es el que ahora está leyendo.

Cuando pasé de pesar 113 Kg a 78kg en sólo unos meses, lo hice siguiendo un plan nutricional concreto, que en mi caso y como le he dicho anteriormente fue la Isodieta, de Jaime Brugos, que considero que es el mejor plan nutricional que existe a día de hoy. Sin embargo, y aunque el plan nutricional fue el que me hizo perder peso, existieron otra serie de factores clave que me ayudaron enormemente en el proceso y que hicieron que este fuese todo un éxito.

Desde entonces, he recomendado la Isodieta a multitud de personas, pero he comprobado que sólo algunos la han seguido correctamente y por lo tanto no todos han obtenido el resultado esperado. Forzosamente me he visto obligado a preguntarme una serie de cosas: ¿Qué es lo que me diferencia a mí de estas personas? ¿Por qué conseguí yo mi objetivo y ellas no? ¿Acaso la Isodieta no funciona en todas las personas? La respuesta a esas preguntas no tiene que ver nada con la Isodieta, que es un plan nutricional perfectamente válido para todo el mundo, sino que tiene que ver con los factores externos que hicieron que yo pudiese seguir el plan nutricional, incluso en las condiciones más adversas como pronto le contaré, y estas otras personas no.

Analizándolo en retrospectiva, se dieron 5 factores decisivos que lograron que yo consiguiese mi objetivo. Resumidos, estos son los 5 factores:

1. Necesidad
2. Compromiso
3. Evaluación Continua
4. Consolidación de los datos
5. Apreciación del cambio

En este capítulo vamos a ver cada uno de estos cinco factores que deben formar parte de su plan si es que realmente pretende conseguir su objetivo.

La Necesidad

El primer factor necesario para perder peso de manera eficiente es la Necesidad. Resulta una obviedad, pero necesitar perder peso no es lo mismo que querer perder peso. Lo que quiero decir es que el sentimiento es distinto. Un día, cuando pesaba más de 110 Kg y tomaba multitud de pastillas para mi salud, de repente fui consciente de mi situación. Mi estado de salud era deplorable y sólo tenía 38 años recién cumplidos. ¿Cómo era eso posible? Yo estaba acostumbrado a estar gordo y, hasta ese momento, no había sentido que la obesidad me supusiese grandes problemas en mi vida. Lo cierto es que sí me las suponía pero simplemente no era capaz de verlo. De repente, al ser consciente de mi situación, al ver mis propias fotos recientes, me di cuenta de que necesitaba imperiosamente perder peso.

Nosotros nos vemos todos los días en el espejo, así que no hay forma de evaluar el estado de uno mismo mirándose en el espejo.

Siempre tenemos la sensación de estar igual. Sin embargo, si nos vamos a nuestras fotos y miramos una década atrás, comparándolas con las que nos hacen ahora, entonces sí que somos conscientes de nuestro estado real actual. Afortunadamente, con la era de la fotografía digital, todos tenemos bastantes fotos de los últimos diez años y podemos hacer comparativas en el ordenador con escaso esfuerzo. En mi caso, en 2011 comparé las fotos de esa misma primavera con las que tenía de un viaje a París y otro a Roma en 2003, ocho años antes. Son las mismas fotos que he incluido en la introducción del libro. Fue entonces cuando me di cuenta, de verdad, que tenía 25 o 30 kilos de sobrepeso y en esos ocho años había envejecido probablemente 15 o 20 años. Al mirar mi cara, mis brazos, mi barriga, fui consciente de que todo lo que me estaba ocurriendo tenía que ver con mi estado físico.

Supongo que al igual que muchos jóvenes, siempre tuve la sensación de ser inmortal, de que nada malo podría pasarme a mí, pero ese día en concreto fui consciente de que mi inmortalidad la perdí a los 20 años y que entonces estaba mucho más cerca que nunca de ser bastante mortal.

La determinación para perder peso nació al tomar conciencia de mi situación. En su caso, ya le anticipo que necesita encontrar su necesidad, su motivación, para poder llevar a cabo este plan de manera adecuada. Si pretende someterse a un plan nutricional nuevo como quien cambia de camisa sin más, sus posibilidades de éxito son bastante reducidas.

Para mí, fue determinante ser consciente de que mi estado de salud era lamentable. He esquiado desde los 15 o 16 años, siempre he montado en moto, he jugado al fútbol, baloncesto, vóleibol, tenis, squash, pádel y he hecho también pesas y natación. Muchas veces he practicado estos deportes con sobrepeso, y falsamente me engañaba pensando que mi estado de salud era bueno porque podía hacer todo esto, pero la realidad era otra bien distinta. Me daba cuenta que cada vez me costaba más trabajo realizar deporte alguno e incluso el que realizaba lo hacía con dificultad. Recuerdo una mañana en Sierra Nevada que tras la primera bajada del día esquiando tuve que dejarlo por el dolor de cabeza y malestar que sentí al llegar abajo.

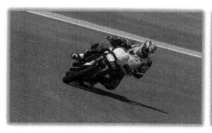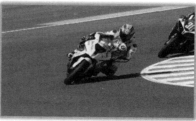

El autor practicando motociclismo en la misma curva del Circuito de Velocidad de Jerez con 110 Kg (2011) y 82 Kg (2013) respectivamente. ¿Nota usted la diferencia?

Yo tomé consciencia de mi lamentable estado y por eso mantuve la determinación hasta el final. Sabía que o lo hacía o las consecuencias podían ser fatales. Y le voy a decir una cosa: ya me lo habían dicho muchas personas, entre ellas muchos médicos, pero no sirvió para nada. Hasta que no me di cuenta por mí mismo, no pude hacer nada para remediarlo. Para usted puede ser esto mismo, tomar conciencia de su lamentable estado físico o puede ser cualquier otra cosa, como el reconocimiento de una adicción al azúcar o el interés genuino por lucir una figura más estilizada, pero, en cualquier caso, debe tratarse de una necesidad. No es suficiente que su pareja se lo pida o que sus amigos o su médico se lo aconsejen. Si usted no siente la necesidad de conseguirlo, muy probablemente no lo va a conseguir.

La determinación necesaria para ceñirse a un plan nace de la necesidad de cumplir ese plan. Si la necesidad no subyace durante todo el proceso, la posibilidad de saltarse el plan y por ende obtener resultados distintos a los esperados, es muy alta.

En este momento le pido que medite unos minutos sobre su necesidad o no de perder peso. ¿Es una necesidad real? ¿Qué hace que sea una necesidad y no un capricho? ¿Por qué necesita perder toda la grasa que tiene acumulada? ¿Qué beneficios le aportará disfrutar de un cuerpo con menos grasa y con más masa muscular? Cuando haya sido capaz de contestar verazmente a estas preguntas estará listo para continuar con el segundo factor: el compromiso.

El Compromiso

¿Alguna vez ha conseguido algo en la vida que fuese importante sin haberse comprometido para conseguirlo, sin haberse esforzado? Probablemente no. El compromiso es fundamental para alcanzar un objetivo. Cuando haya identificado la necesidad que tiene de perder peso, deberá marcarse un objetivo y ser fiel a dicho objetivo mediante un compromiso. En mi caso, mi objetivo era bajar de 90 Kg. Hacía ya mucho tiempo que no veía los ochenta y pico kilos en mi báscula y me resultaba prioritario poder verlos de nuevo para comprender que había alcanzado mi objetivo. En ese momento no aspiraba a bajar mucho más, pero al menos quería alejarme de las tres cifras. Lo cierto es que, a posteriori, como fui capaz de ver los ochenta y pico kilos en muy breve espacio de tiempo, me mantuve firme en mi compromiso y bajé otros diez o doce kilos más hasta llegar a los 78 kilos de peso. Continué mi pérdida de grasa hasta alcanzar los 78 kg, acumulando 35 kg de pérdida, pero comprobé que como mejor me sentía era en el entorno de los 82 kg de peso y modifiqué ligeramente mis costumbres hasta llegar a ese peso de nuevo, que es el que suelo mantener ahora kilo arriba o kilo abajo.

Con el objetivo de bajar de los 90 kilos en mente, me creé el firme compromiso de mantenerme fiel al plan nutricional, en mi caso la Isodieta, hasta alcanzar el peso que deseaba. Y así lo hice. Con una única excepción que ahora le contaré. En el tercer mes, me encontraba de vacaciones en los Estados Unidos con mi familia. Ya de por sí me parece ahora increíble que fuese capaz de aguantar más de 20 días en Estados Unidos sin salirme de mi plan nutricional. Ya no sólo por las tentaciones que me rodeaban por todas partes, sino por la dificultad que conlleva estar todo el día fuera, y tener que hacer seis o siete comidas al día, que son las que yo hacía. En ocasiones, me tocaba comer cuando estaba en un sitio en el que no era posible hacerlo. Otras veces andaba conduciendo o visitando cualquier lugar y me resultaba terriblemente complicado comer. Sin embargo, mi compromiso se mantuvo firme todo el tiempo y logré, después de pasar tres semanas en Estados Unidos de vacaciones, seguir perdiendo peso prácticamente al mismo ritmo durante mi estancia allí.

Como le decía, debo admitirle que un día me salté mi plan por completo. Visitando uno de los parques de atracciones de Orlando con mi familia, nos sorprendió al medio día una tormenta tropical de gran potencia. En unos segundos, estábamos los cinco totalmente empapados. Nos resguardamos bajo un puentecito como pudimos y allí estuvimos más de media hora esperando en vano a que dejase de llover. Como no paraba, y de todos modos ya estábamos empapados, nos decidimos a irnos a un restaurante a comer. Se nos ocurrió la brillante idea de ir a comer al Rainforest Café que había en la entrada al parque de atracciones... a nosotros y a otras diez o quince mil personas más a la vez. De manera que cuando llegamos tuvimos que ponernos en una lista de espera para conseguir una mesa.

Chorreando, los cinco nos quedamos en los alrededores esperando nuestro turno para sentarnos a comer. Los niños estaban hambrientos, mojados y cansados y su inquietud era constante. A ratos llorando, a ratos gritando, corriendo, escondiéndose, peleándose entre ellos... en fin, un horror. En esas circunstancias estuvimos cerca de una hora esperando pacientemente nuestra mesa. Los niños protestando sin cesar y el restaurante y la tienda de la entrada llenos a rebosar de comensales y de gente esperando su turno, cada familia a su vez con sus propios niños gritando o llorando.

Le confieso que cuando nos sentamos, no pude resistirme y me pedí un coctel Margarita tamaño gigante, que no hace falta que le explique que no era, ni por asomo, parte de mi plan nutricional. Para comer, pedí sin miramientos. De entrada, un plato combinado con las entradas más típicas de la comida Tex-Mex: alitas picantes, aros de cebolla frita, tiras de pollo empanado, nachos, quesadilla y creo que también cáscaras de patata con queso y bacon horneadas y cubiertas de nata agria. De segundo, un chuletón de 350 gramos de buey con patatas caseras y, aunque lo intenté, fui incapaz de pedir un postre. Esa misma tarde estaba de vuelta con mi plan nutricional y el impacto de esta única comida no planeada supongo que fue mínimo en el cómputo global de mi esfuerzo. Esa fue la única vez en los cuatro meses que me salté mi plan nutricional, que me salí del guion establecido. Debe saber, además, que durante esos meses no sólo llevé una vida normal, sino que yo más bien diría que bastante ajetreada. Me invitaron a la inauguración de la discoteca Nikki Beach en Marbella, con comida y bebida a voluntad, y no probé nada más que agua y unas gambas cocidas. También me invitaron, al final de verano, a la clausura de la temporada de dicha discoteca y, nuevamente, volví a mantenerme fiel al plan. Cené fuera con mi familia, acudí a comidas de negocio e incluso hice varios viajes a Madrid y Barcelona por trabajo, pero en todas y cada una de estas ocasiones, me mantuve firme en mi determinación por cumplir un plan que yo mismo había trazado.

Mi compromiso por conseguir mis objetivos, excepto en aquella tarde atípica de estrés y circunstancias en Estados Unidos, fue absoluto. Algunos amigos me decían que me había vuelto un talibán por no querer tomarme una copa con ellos o no querer saltarme el plan de comidas que tenía marcado para ese día. Pero lo cierto es que, al haber sido fumador muchos años y conocer lo fácil que es caer en la tentación y lanzarse de nuevo al barro, me resultó medianamente sencillo mantenerme firme en mis decisiones. Claro, que también le advierto que para mantener el compromiso como yo lo hice es fundamental que se produzca de manera adecuada el siguiente factor: La Evaluación Continua.

La Evaluación Continua

Antes de comenzar a poner en práctica mi nuevo plan nutricional, tuve que evaluarme científicamente. No se asuste, no use ninguna prueba radioactiva ni nada parecido. Era consciente de que no bastaba con mirar una foto para ver los resultados. De manera que, el día antes de comenzar con mi plan escogí un momento concreto del día, que en mi caso fueron las 6:30 de la mañana y creé un test de autoevaluación y una rutina a seguir a partir de ese día, cada día.

Mi rutina consistía en levantarme y dirigirme directamente al cuarto de baño sin tomar absolutamente nada. Después de ir al servicio, me pesé y anoté los resultados en una hoja de cálculo que había creado e imprimido. Esta hoja de cálculo original con mis resultados, así como una copia limpia para que usted pueda usarla si así lo desea, se encuentra disponible en la página web del libro www.adelgazarsinmilagros.com en la zona de descargas. Acto seguido, me hice una foto sin ropa de frente y otra de perfil frente al espejo y después me tomé medidas. En concreto, me medí el perímetro de varias zonas de mi cuerpo:

1. Barriga, a la altura del ombligo
2. Bíceps, a media altura
3. Muñeca
4. Pecho, a la altura de los pezones
5. Muslo, a media altura

Apunté los resultados de la medición en la misma hoja de cálculo y luego me vestí y me fui en ayunas a hacerme una analítica. Mis padres son médicos y supuse que me pondrían reparos si me veían perder peso de manera rápida como había ocurrido en anteriores ocasiones y como yo esperaba que ocurriese nuevamente, en parte por eso y en parte por estar seguro de que lo que iba a hacer funcionaba también por dentro, me hice una analítica completa.

Por lo demás, ese día previo al inicio de mi plan transcurrió con absoluta normalidad. Hice mi vida del mismo modo que venía haciendo hasta entonces. No recuerdo bien, pero supongo que comería una o dos veces y es probable que me tomase incluso una copa después de comer.

Mi objetivo era disponer de los datos analíticos que me indicasen, de inmediato, si mi plan estaba funcionando o no, prácticamente a tiempo real. Desde mi punto de vista, es un tremendo error mandar a alguien a seguir un plan nutricional y decirle que vuelva a las dos semanas para comprobar los resultados. No tiene sentido alguno. Lo mejor, sin duda, es comprobar cada día los resultados de lo que se ha hecho el día anterior. El motivo es muy sencillo, si el plan no funciona por cualquier motivo, se puede cambiar por otro o adaptarlo a las necesidades. Además, si hacemos un seguimiento diario del progreso podremos entender mejor las cosas que nos han funcionado bien y las que no nos han funcionado.

En mi caso, la Isodieta era nueva para mí, de modo que aunque tenía los conceptos claros porque había leído el libro e intercambiado unos correos electrónicos con Jaime Brugos, no estaba cien por cien seguro de si había entendido con exactitud cómo ponerlos en práctica, por lo que tenía mucho sentido comprobar a tiempo real si lo que estaba haciendo funcionaba. Debo admitir que aunque pensaba evaluarme a diario, no esperaba que los resultados fuesen tan brutales como para notar una diferencia notable cada 24 horas. Pero como pronto comprobará, estaba bastante equivocado.

A la mañana siguiente me levanté a la misma hora y realicé mi rutina completa de mediciones y fotografías. Como es lógico, las medidas y pesos eran similares y, si acaso, había ganado algunos gramos. Lógicamente, lo que yo andaba buscando en esa primera medición se cumplió. Se trataba de una medida de control para asegurarme de algo que yo ya intuía: si nos evaluamos en las mismas circunstancias y a la misma hora dos días consecutivos, y si no ha cambiado nada en nuestra rutina alimenticia ni hemos hecho nada que nos propicie perder agua en abundancia, los resultados de las mediciones deberían ser los mismos.

De manera que me dispuse a comenzar con mi nuevo plan nutricional. En este nuevo plan realizaría 7 comidas al día: a las 7 am, a las 10 am, a las 13, a las 16, a las 19, a las 22 y a las 0:30 o antes de acostarme, lo. que ocurriese primero. Hay gente que lleva esto al extremo y pone una alarma a media noche para levantarse a comer, pero yo lo vi (y lo sigo viendo) algo exagerado. De modo que mi primer día sin azúcares transcurrió con normalidad y, en general, no pasé hambre. Hay otras dos cosas que hice porque las había leído por todas partes. No tomé nada de sal y bebí mucha agua, antes, durante y después de las comidas.

A la mañana siguiente, en tan sólo 24 horas, los resultados fueron espectaculares. Noté como empezaba a deshincharme desde esa primera mañana. Esa primera mañana perdí 700 gramos, casi todos ellos de grasa. Mi báscula, además de la masa corporal, medía el peso de grasa en el cuerpo, que en aquel momento eran más de 40 kilos. El peso que utilizo ahora, además, mide el porcentaje de músculo esquelético, la grasa visceral, el metabolismo basal y otra serie de factores de interés para el seguimiento de un plan nutricional. Si está pensando en comprar un peso nuevo, le aconsejo que busque en Internet un modelo más completo que el que encontrará en las tiendas por el mismo precio. Nuevamente, en el apartado "dónde comprar" de la web del libro encontrará referencias y enlaces a distintos modelos. Además del peso, había perdido dos centímetros del contorno de la barriga, un centímetro en el pecho y otro medio centímetro en el muslo. Ciertamente, no toda esa pérdida de volumen fue debida a la pérdida de grasa, porque perdí también agua que tenía retenida, pero le garantizo que fue gratificante encontrarme de primeras con esos resultados en tan sólo 24 horas de esfuerzo. Me estaba empezando a deshinchar.

A la segunda mañana, los resultados fueron todavía más espectaculares si cabe. Había perdido otro kilo y medio con aproximadamente un kilo de grasa y había rebajado un centímetro adicional mi perímetro abdominal y otro medio centímetro del pecho y el muslo. El Bíceps se mantenía pero, sin embargo, perdí medio centímetro en la muñeca. En cuanto a las fotos, comencé a ver una ligera tendencia al deshinchado entre la primera y la cuarta fotografía.

Como comprenderá, a la vista de estos espectaculares resultados, concentrarme en mantener mi compromiso por cumplir mi plan fue un juego de niños. Es como si a uno no le gustan las máquinas recreativas pero comprueba que cada vez que echa un euro le caen diez de vuelta, es casi imposible dejar de echar monedas. Mi sensación era que mi esfuerzo era recompensado con creces, mucho más allá de mis expectativas.

En realidad, todavía no apreciaba nada a nivel físico y nadie se había dado cuenta de que yo había perdido algo más de dos kilos en sólo dos días, pero para mí, la sensación de que mi esfuerzo y compromiso se veían recompensados fueron cruciales para mantenerme en este plan de manera estricta durante casi cuatro meses, de principios de abril de 2011 a finales de Julio de ese mismo año.

Es justamente por eso que considero que si de verdad quiere ser fuerte y mantener su compromiso por cumplir su plan, usted deber realizar una autoevaluación de su estado de manera diaria, incluso si se ha saltado el plan o está fuera de casa. A fin de cuentas, una báscula la puede encontrar en todas partes y una cinta métrica de costura enrollada para tomarse sus mediciones cabe en cualquier lugar y tiene un coste irrisorio.

Cuando se es consciente de que el esfuerzo tiene un premio a corto plazo, es mucho más sencillo ser fiel al plan y no saltarse ninguna de las normas. En este caso, apreciar a diario como se va perdiendo el peso es suficiente para que, ante cualquier amable ofrecimiento de un tercero, tengamos la fuerza de voluntad necesaria para decir "no gracias" y ceñirnos a nuestro plan.

Pero además, hay otro motivo de suma importancia para realizar esta autoevaluación de manera diaria. A menudo, siga el plan que siga, le asaltarán dudas sobre si debe o no tomar un alimento concreto. Cuando acierte en su decisión final, lo verá reflejado en el peso a la mañana siguiente, pero cuando falle, lo verá de igual modo. Esto le será muy útil a la hora de diseñar sus distintas comidas pues poco a poco irá descubriendo qué puede comer y qué no puede comer para obtener buenos resultados. Si su plan nutricional es adecuado, usted no debería pasar hambre y, sin embargo, debería perder peso a una velocidad muy rápida.

¿Recuerda aquel día que le conté que realicé una comida brutal en Estados Unidos incluso bebiendo alcohol? Como era de esperar, la báscula me lo cantó al día siguiente y mi motivación creció al darme cuenta que los excesos de un par de horas los iba a pagar durante un par de días.

Permítame un inciso. En varias ocasiones ya he mencionado que se puede perder peso de una manera muy rápida y eficaz. Tanto que se puede comprobar, cómo le acabo de explicar, de manera diaria. Quiero decirle, como en breve le demostraré, que esto es absolutamente seguro y, al contrario de lo que muchas personas le dirán, lo que realmente es poco sano es mantener un sobrepeso más tiempo del estrictamente necesario para bajarlo.

La Consolidación de los Datos

Durante todo el tiempo que duró mi seguimiento estricto del plan nutricional que escogí para alcanzar mi objetivo, realicé 4 consolidaciones de datos, una al final de cada mes. Para mí, la consolidación de los datos no era otra cosa que sentarme un rato a revisar toda la información que había estado recopilando de manera diaria sobre mi progreso, introducirla en mi hoja de cálculo del ordenador y verificar que mi salud iba mejorando con el paso del tiempo. Con ese objetivo, al final de cada mes me realicé también una analítica para estar seguro de que mi salud no se veía afectada en modo alguno por tan drástico cambio en mi aspecto físico.

Usted probablemente habrá oído decir muchas veces que perder peso de manera rápida no es sano. Yo también lo he oído. Sin embargo, nadie habrá podido darle una explicación lógica a tal aseveración. La realidad es que el peso (la masa) corporal es un valor que depende de muchos factores y por lo tanto afirmar que perder peso de manera rápida no es saludable es, cuando menos, demasiado genérico como para prestarle atención. En todo caso, habría que plantear primero la cuestión de qué se está perdiendo, si masa muscular, tejido adiposo o agua, y después decidir si es bueno para la salud o no.

Le pongo un ejemplo: cualquier persona que quiera puede perder entre 0,5 y 2 kilos en un solo día. Es muy sencillo. Si quiere, pruébelo. Es absolutamente inofensivo. Lo que le propongo es que se deshinche. No me refiero sólo a que pierda gas, que también, sino a que se quite de encima todo el líquido que tiene acumulado y algo de grasa. Lo que debe hacer, antes de nada, es pesarse nada más levantarse después de ir al servicio y antes de ingerir nada, ni agua ni comida. Tome ese valor como referencia para la prueba y durante todo el día siga estas pautas:

Beba agua sin cesar. Su meta debe ser beberse de dos a tres botellas de litro y medio durante todo el día. Llévese la botella a donde vaya y no deje de beber. Beba hasta que su orina no tenga olor ni color. Si no tiene que ir con mucha frecuencia a orinar es que no está bebiendo lo suficiente.

1. No tome nada de sal ni ningún alimento salado. No tome ninguna salsa ni aderezo.
2. No tome ninguna comida prefabricada.
3. Coma a base de proteína y grasa. Evite **todos** los hidratos de carbono. Si es posible, no haga 3 comidas copiosas. Haga 5 o 6 comidas más pequeñas. Si quiere una pauta concreta siga esta:
   a. 08h - Un poco de queso, fresco o curado, pero natural, no procesado, sin hidratos de carbono.
   b. 11h – Uno o dos huevos duros, sin sal ni aderezos
   c. 14h – Un filete de carne, cualquier carne fresca no preparada, a la plancha con un poco de lechuga con aceite de oliva, sin sal ni vinagre.
   d. 16:30h – Una lata de atún en aceite de Oliva (esta será la única comida con sal que tome en el día)
   e. 19:30h – Un poco de queso con las mismas pautas del de la mañana o bien un poco de cecina.
   f. 21:30/22:00 – Un filete de pescado, cualquier pescado o marisco fresco **no preparado**, a la plancha. Si el pescado no es graso, póngale un poco de aceite de oliva crudo, pero no le añada sal y evite el bacalao.
4. No tome nada de pan, piquitos, ni en general cualquier producto que contenga hidratos de carbono.

5. Beba abundante agua antes, durante y después de las comidas.

6. Beba sólo agua. Ninguna otra bebida. Ni infusiones, ni refrescos, ni por supuesto bebida alcohólica alguna.

Como comprobará cuando se levante por la mañana, habrá perdido una cantidad de peso significativa. Si ha seguido la pauta nutricional que le he dado, sin duda habrá entrado en Cetosis durante el sueño y habrá quemado algo de grasa. Sin embargo, la mayoría de lo que ha perdido ha sido agua. Al limitar la ingesta de sal hemos cambiado el ratio sodio/potasio de su organismo y sus células han expulsado parte del agua sobrante. Además, al no ingerir azúcar su cuerpo ha gastado las pocas reservas de azúcar que puede almacenar en los músculos y el hígado. Curiosamente, para almacenar glucosa el cuerpo necesita almacenar el triple de agua que de glucosa, por lo que al agotar estos depósitos el organismo se deshace de ese agua también. Por ello, le repito que perder peso de manera rápida no tiene porqué ser malo para la salud. Si lo que pierde no es masa muscular ni líquido en exceso, no debe preocuparse. Más bien al contrario, alégrese y celébrelo.

Lo que ocurre es que muchas de las dietas supuestamente equilibradas no hacen que pierda usted grasa, sino tejido muscular, y por ello le anticipan que no debe perder mucho peso de manera rápida. También le dirán algunos que sobrecarga el hígado y los riñones, pero no tienen razón tampoco. Si quiere sobrecargar su hígado y su páncreas, siga consumiendo hidratos de carbono sin cesar y, de paso, beba alcohol en el proceso, que también sobrecarga al mismo tiempo los riñones. Con una dieta baja en carbohidratos, lo que conseguimos es todo lo contrario, reducir la carga de trabajo de nuestros órganos más importantes.

Le puedo asegurar que no hay nada de malo en perder la grasa acumulada en el tejido adiposo. Otra cosa sería perder la masa muscular o perder una cantidad excesiva de agua, pero perder estrictamente grasa no tiene nada de malo sino todo lo contrario. Esto se lo digo con absoluta confianza después de haber revisado mis analíticas de manera continua desde que comencé a seguir la Isodieta hace ya más de 2 años. Cuando empecé, mucha gente me alertó de los "problemas para mi salud" que se derivarían de llevar una dieta que ellos consideraban "poco equilibrada" así que desde el primer día uno de mis objetivos fue consolidar los datos obtenidos en el proceso y poder usarlos para rebatir a quién quisiese darme indicaciones sobre lo que debía comer y lo que no.

Mis analíticas, antes, durante y después de mi plan, están disponibles firmadas por los correspondientes facultativos en la web del libro www.adelgazarsinmilagros.com. Mire, en los cuatro meses que hice un seguimiento estricto de mi plan nutricional, obtuve los siguientes resultados, y si no me cree, entre en la web y revíselos:

1. Mi presión arterial bajó hasta colocarse en 12/7, viniendo de valores mucho más altos
2. Mi nivel de glucosa bajó hasta colocarse en 72 mg/dL habiendo estado bien por encima de 120
3. Mi colesterol total se situó en 118 mg/dL
4. Mi colesterol HDL se situó en 50, después de haberlo tenido tan bajo como 17
5. Mi colesterol LDL se situó en 48, tras haberlo tenido casi en 70
6. Mis triglicéridos pasaron de casi 200 a 99
7. Mi Ácido Úrico paso a 6,6 tras haber estado por encima de 10
8. Mis valores hepáticos se normalizaron

La consolidación de los datos me resultó decisiva para poder contestar todas las dudas sobre mi salud que me iban generando mis padres y mis familiares. En realidad, ocurrió justo lo contrario de lo que me habían advertido todos los médicos. Me dijeron que siguiendo una dieta basada en proteínas y grasas me subirían mis triglicéridos, y me bajaron. Me dijeron que se me dispararía el colesterol, y muy al contrario se me estabilizó en valores mucho más seguros que los que tenía. Déjeme que le diga una cosa que le va a sorprender. Es mucho más peligroso tener el colesterol muy bajo que tenerlo alto. Preocúpese, si como yo, su colesterol HDL (comúnmente el "bueno") está inusualmente bajo, como el mío que estaba en 17, muy por debajo del LDL (comúnmente el "malo") que lo tenía en 79. Me dijeron que comiendo tanta carne roja y marisco como comía me iba a subir mucho el ácido úrico e incluso me podría dar un ataque de gota, sin embargo me bajo de 10 a 6,6. Me dijeron que mi hígado se iba a resentir, pero de lo que mi hígado ya se resentía era del ataque químico que sufría a diario con las pastillas que me tomaba.

En cuanto comencé este plan nutricional pude dejar todas las pastillas y, de inmediato, mis resultados hepáticos en las analíticas se estabilizaron. Recuerde que los médicos llegaron a pensar que tenía hepatitis por los resultados tan malos que obtenía en las pruebas hepáticas. Me dijeron que al no tomar hidratos de carbono se me desplomaría el nivel de glucosa en sangre y por tanto sufriría mareos, crisis y desvanecimientos. No hace falta que le diga que jamás me ha ocurrido —ni a mí ni a nadie que siga este tipo de pauta nutricional que yo conozca- algo parecido y que mi nivel de glucosa está en un valor más que normal. Hace unos días un amigo que está a punto de casarse me pidió que le ayudase a crear un plan de choque para perder algo de peso en 15 días y entrar en su traje holgadamente. Lo más curioso del tema es que en estos 15 días, además de perder el peso que necesitaba, se notó con más energía, más activo y más saludable, justo lo contrario de lo que nos dicen que nos ocurrirá si dejamos de consumir hidratos de carbono.

La consolidación de los datos es clave en el proceso. Usted debe asegurarse que el plan nutricional que ha escogido no sólo funciona para bajar de peso, sino que además le hace perder el tipo de tejido adecuado, le mejora la salud y le ayuda mantenerse firme en su plan. De otro modo, ¿para qué iba a querer bajar de peso?

La Apreciación del Cambio

Por supuesto, llega un momento transcurrido un cierto tiempo en el que somos conscientes del cambio. Aunque yo pude seguir mi evolución día a día, con mi hoja de cálculo y con mis fotos diarias, hubo momentos en los que el cambio era muy perceptible, no sólo por mí, sino por las personas que me veían por la calle. No es lo mismo perder cinco kilos que notar que los has perdido o, mejor aún, que noten que los has perdido.

Uno va perdiendo peso y de repente la ropa le va quedando grande, un poquito más grande cada vez, hasta que llega un momento en que ya no se la puede uno poner sin parecer un mamarracho. Van cayendo los agujeros del cinturón, hasta que se acaban y ya no podemos seguir usando el mismo cinturón. De repente, se nos salen los zapatos. Esto es algo que no me había ocurrido en ninguna ocasión anterior en las que había perdido peso. Estaba tan gordo que hasta los pies y los tobillos los tenía exageradamente hinchados y, al volver a su estado normal, se me salían casi todos los zapatos, en especial los más nuevos, que eran los que había comprado cuando estaba más hinchado.

Pero además, otros cambios significativos aparecen en nuestra vida y sólo nos damos cuenta de repente, al caer en la cuenta. Hace pocos meses caí en la cuenta de que no me he vuelto a poner malo desde que comencé con mi nuevo plan nutricional hace ya casi tres años. Ni siquiera un catarro. Más de dos años sin sentirme mal salvo una tarde que me dio un ligero dolor de cabeza y que se me fue de manera instantánea con un paracetamol. De repente, me doy cuenta de que ya no necesito beber agua helada y caigo en la cuenta de que ya no tengo ardores, ni reflujos, ni nada parecido. Puedo comer, excepcionalmente, cualquier cosa, porque se que no me sienta mal, independientemente de la hora que sea. Yo antes era incapaz de tomar nada picante, pues se me repetía durante horas. Ahora, si me apetece, puedo embadurnar el sushi con wasabi y no me sienta mal o tomar salsa de chiles picante con la carne antes de acostarme que no me afecta en absoluto.

Ser muy consciente del cambio es importantísimo para controlarnos y no dejarnos llevar de vuelta a donde estábamos. A fin de cuentas, no voy a engañarle, el camino es duro. Con estos cinco factores clave, siguiendo las pautas a rajatabla, se hace más sencillo, pero no es fácil; sólo es sencillo porque no hace falta ser muy listo para seguirlo, sino muy perseverante.

Le he contado la facilidad con la que pude perder mi peso para demostrarle que usted también puede, pero no le he contado todavía algunas otras cosas que debe saber para establecer mejor su comparativa conmigo. A mí me encantan los bocadillos y el pan en general; todos los bocadillos, fríos o calientes y todos los tipos de pan. También me encantan los piquitos, las regañás y demás productos de panadería. Adoro las patatas fritas y me vuelven loco los helados y algunos postres. Para mí no es sencillo renunciar a estas y otras cosas que me gustan. Sin embargo, es necesario ser consciente de que durante el proceso de pérdida de peso es fundamental no caer en la tentación. Si usted es fumador, entenderá esto con más facilidad. ¿Qué ocurre cuando uno está dejando el tabaco y, en el proceso, decide fumarse un cigarrillo, sólo uno? Pues que inevitablemente vuelve a fumar. En este sentido, ser capaz de apreciar el cambio es fundamental para no caer en la tentación. Una vez alcanzado el objetivo, se puede bajar un poco la intensidad del plan nutricional para mantenerse en un peso adecuado, introduciendo excepciones en la dieta de vez en cuando, pero no dejan de ser excepciones que más tarde trataremos con más detalle.

De modo que recapitulando, es fundamental que se den 5 circunstancias o factores para garantizar que su esfuerzo en la pérdida de grasa se verá recompensado con buenos resultados, y estos son:

1. Necesidad
2. Compromiso
3. Evaluación Continua
4. Consolidación de los datos
5. Apreciación del cambio

Asegúrese de que se dan todos ellos para maximizar sus posibilidades de éxito.

En la Variedad está la Diversión

Como le dije en el primer capítulo, saber lo que comemos es clave para poder seguir un plan nutricional de manera adecuada. Pero además, hay otro motivo primordial para conocer la composición de los alimentos que ingerimos, y este motivo es poder dotar al plan de una variedad constante que no nos haga caer en la rutina ni nos deje con hambre. Como acabo de decirle al final del capítulo anterior, a mí me gusta comer y disfruto comiendo y de la variedad de sensaciones que la comida produce en mis sentidos, así que no me resulta fácil llevar dietas monótonas. En realidad, cuando entro en un supermercado y veo la gran variedad de alimentos disponibles automáticamente me apetece probar la mayoría de las cosas que veo en los lineales.

En este sentido, en estos casi tres años que he pasado siguiendo La Isodieta con mayor o menor intensidad, he ido descubriendo formas de comer siempre las proporciones de grasa y proteína necesarias para mí dotando a mi dieta de una gran variedad. Como norma general, no suelo tomar alimentos preparados, pero de vez en cuando aparece alguno que, por su valor nutricional, presentación y sabor es adecuado para mis intereses y lo capto para mi grupo de comidas. Después le haré un pequeño listado de alguno de estos alimentos para que le resulte más sencillo empezar.

En mi caso concreto, tengo que realizar al menos 6 comidas diarias para no pasar hambre si sigo las pautas sobre cantidades por ración que se indican en la Isodieta. Quiero aprovechar para recalcar que la Isodieta no es un plan nutricional diseñado exclusivamente para perder peso, sino que además se puede usar modificando las cantidades de proteína y grasa con otros objetivos, como por ejemplo, aumentar la masa muscular, que de hecho es como lo utilizan muchos deportistas que lo siguen.

Como comprenderá, comer 6 veces al día, todos los días, durante años, y no caer en la repetición o la rutina es bastante complejo. Una de las cosas que yo hago es planear mis raciones del día. Hay veces que, por simplificar, sustituyo algunas comidas por batidos compuestos de proteína y grasa, sin hidratos de carbono naturalmente, pero por lo general, trato de comer alimentos naturales. Lógicamente, hay dos fuentes de proteína y dos de grasa que están muy presentes en mi menú, y estas son el pescado y la carne por el lado de la proteína y el aceite de oliva y el de coco por el lado de la grasa. Esto no quiere decir que sólo coma estos cuatro alimentos, sino que son los que más consumo.

Cuando usted comience con su plan nutricional, comprobará que hay muchos alimentos que le van como anillo al dedo y le gustan, y caerá en la tentación –igual que hice yo- de comerlos una y otra vez. Sin embargo, si hace esto se dará cuenta que tardará muy poco en estar harto de comer siempre lo mismo y de la misma manera y por ello será proclive a saltarse su propio plan. Por ejemplo, en el tema de la carne, lo más sencillo es coger un filete de cualquier carne y ponerlo en la plancha unos minutos. Lo que ocurre es que al tercer día que hayamos comido filete de pollo, de pavo, de ternera o de cerdo a la plancha, estaremos hasta las narices de la carne a la plancha y seguramente lo que nos apetecerá será otra cosa. Lo que yo le aconsejo, que es lo que hago yo, es introducir diferentes formas de comer los mismos alimentos de manera continuada.

Le pongo algunos ejemplos para que pueda visualizar la manera en que yo como y pueda hacerse sus propias composiciones. Como yo hago 5 o 6 comidas al día, al menos dos o tres de ellas (normalmente la comida y la cena, aunque pueden ser cualquier otra) las hago con un plato más elaborado y no me limito a comer un poco de atún o un poco de queso. Hay días en los que no tomo ningún batido porque tengo más tiempo para preparar de algún modo cinco o seis alimentos distintos, pero otros días tomo tres o hasta cuatro batidos de proteínas. La idea es que estos batidos que me hago y que luego le enseñaré a hacer son intercambiables con cualquiera de las comidas porque aportan los mismos nutrientes que la ración tipo necesaria para seguir el plan de manera rigurosa.

Si voy a comer carne, indudablemente en algunas ocasiones tomo carne a la plancha, pero también tomo tartar de ternera o de buey, carpaccio de ternera o de cerdo ibérico preparado, pavo o pollo asado al horno, embutido de pechuga de pollo natural asado (compuesto sólo por pollo y difícil de encontrar), lágrimas de pollo rebozadas en salvado en lugar de pan, fondue de carnes, albóndigas caseras, hamburguesas caseras, codillo, lacón, cecina de vaca, picaña de buey, jamón ibérico, jamón cocido en su pata (compuesto sólo por jamón y difícil de encontrar), jamoncitos de pollo a la sidra, cochinillo y cochifrito, salchichas caseras, alitas de pollo a la barbacoa, higaditos de pollo, codorniz escabechada, mollejas y confit de pato y un largo etcétera. Como verá, en esta lista de carnes hay recetas cocidas, asadas, fritas, guisadas y a la barbacoa y de bastantes fuentes animales. Todas son válidas en mi plan nutricional en su justa medida pero tratando de respetar las cantidades de proteína y grasa y ajustando el tamaño de las raciones en función de cada tipo de carne.

En cuanto al pescado y el marisco, hago lo mismo. No me limito a tomarme un pescadito a la plancha, especialmente porque me encanta tanto el pescado como el marisco y lo tomo con cierta frecuencia. El pescado que más me gusta, con diferencia, es el que puedo tomar crudo, preparado como Sashimi[2] o como tartar. Es habitual en mi dieta el Sashimi de atún, de Salmón, de langostino rojo del mediterráneo, de ventresca de atún rojo, de vieira, de lubina

---

[2] Sashimi: Cortes de pescado crudo al estilo japonés que se toman normalmente mojados ligeramente en soja u otro condimento.

salvaje, de pez mantequilla y de pez limón. También tomo cada vez que tengo tiempo para prepararlo tartar de atún o tartar de salmón. Además, tomo sardinas y boquerones, merluza, rape, bacalao, calamar y, en general, casi todos los pescados salvajes. Trato de evitar los pescados de piscifactoría, pero los salvajes los como todos, tanto fritos como guisados, a la plancha o en cualquier otra receta.

Los huevos juegan un papel muy importante en una dieta baja en hidratos de carbono. Contrariamente a lo que se piensa, los huevos no elevan el colesterol malo y son un alimento muy sano, o al menos lo eran. El gran problema de los huevos, como ocurre con el pescado de piscifactoría, es la alimentación que reciben las gallinas o en su caso los pescados, que está compuesta básicamente de maíz modificado genéticamente. Como comprenderá, en circunstancias normales ni una gallina ni una dorada habrían comido maíz en su vida. Simplemente, no es un alimento que esté a disposición de estos animales cuando viven en libertad. La introducción de estos piensos basados en el maíz o en cualquier otro alimento que no sea natural en la dieta del animal o pescado, tiene efectos inmediatos en el metabolismo y la composición de dicho animal o pescado.

Hace poco leí que habían realizado un estudio nutricional comparativo a los salmones salvajes y los salmones criados en piscifactorías. Como probablemente habrá oído, el salmón es un pescado muy rico en Ácidos Grasos Omega 3. Pues bien, parte de este estudio consistía en analizar la cantidad de Omega 3 existente en un salmón salvaje y en uno de piscifactoría. Mientras que el salmón salvaje tenía las cantidades de Omega 3 esperadas, el salmón de piscifactoría no tenía Omega 3 alguno pues había estado alimentado con piensos que, en su defecto, habían generado ácidos grasos Omega 6 en el pescado. El ratio Omega 6 / Omega 3 debería ser 1 a 1 en nuestra dieta y, sin embargo, debido a los alimentos que tomamos, este ratio varía entre 25 a 1 y 50 a 1, relegando los beneficiosos Omega 3 a un papel meramente testimonial. En diversos estudios se han asociado los Omega 3 a numerosos beneficios para la salud, por lo que hay que tratar de nivelar ese ratio todo lo posible.

Aunque son mucho más caros, yo trato de comprar huevos procedentes de gallinas que no han sido alimentadas con piensos o que, al menos, viven en libertad para que además de pienso coman otros nutrientes naturales que encuentran en el medio en el que viven. No sólo la calidad nutritiva del huevo es mayor, sino que se aprecia a simple vista y saben mejor. El huevo completo (clara y yema) proporciona una cantidad muy parecida de proteínas (en la clara y en la yema) y grasas (exclusivamente en la yema). Los huevos dan mucha versatilidad al plan nutricional porque además de poder comerse de diversas formas nos permiten realizar una gran variedad de recetas, como por ejemplo el tartar del que les hablaba antes, que lleva un huevo crudo en la emulsión para aderezarlo.

En cuanto a los lácteos, creo que ya le he dejado claro al principio lo que pienso sobre el timo de la leche desnatada, pero se lo voy a explicar con un poco más de detalle. La nata es un producto graso natural de la leche. Los fabricantes nos quitan ese nutriente esencial que es la grasa, necesario para muchísimas funciones del cuerpo humano –incluidas algunas funciones sexuales y reproductivas- y nos lo cambian por azúcar. En el camino, ellos reutilizan esa nata y la venden procesada de distintas maneras o como parte de otros productos, por lo que para ellos es materia prima gratuita que usted ha pagado. Como comprenderá, un kilo de nata pura es infinitamente más caro que un kilo de azúcar, por lo que para el fabricante, el litro final de leche desnatada tiene un coste de materia prima por litro inferior al de la leche entera y, sin embargo, no he notado yo que sea más barata la leche desnatada que la leche entera en el supermercado, sino más bien todo lo contrario.

La leche entera de vaca tiene unos 3,4 gr de proteína, 3,8 gr de grasa y 4,8 gr de hidratos de carbono, provenientes de la alimentación del animal, por cada 100 gramos de producto. La leche desnatada tiene 3,5 gr de proteína, 0,1 gr de grasa y 5,1 gr de hidratos de carbono por cada 100 gramos de producto. Como verá, le quitan grasa y le ponen azúcar. Sin embargo, el peligro real está en la leche desnatada en polvo. Esta contiene 37 gr de proteína, 1 gr de grasa y 53 gr de hidratos de carbono por cada 100 gramos de producto. ¿Recuerda que le dije que usaban la leche en polvo desnatada para engordar al ganado? Ahora ya sabe por qué: la mitad de su peso es azúcar. Y el problema principal es que la usan en casi todos los preparados lácteos que puede encontrar en el supermercado e, incluso, para fabricar leche desnatada en botella o en cartón.

El queso es otro alimento muy socorrido en los planes nutricionales si se toma el queso adecuado de la manera adecuada. Yo lo tomo mucho. Mire, por defecto, el queso debería ser leche a la que se le han añadido unas proteínas en forma de fermento lácteo para cuajarlo de una manera u otra. Por lo tanto, su composición debería ser netamente proteína y grasa y, si bien esto es cierto en una gran cantidad de quesos, en muchos otros encontramos cantidades significativas de hidratos de carbono o bien un desequilibrio alto entre la cantidad de proteínas y la de grasa. Yo trato de comer quesos cuya composición sea como máximo mitad de grasa y mitad de proteínas, pero admito que algunas especialidades están ligeramente desequilibradas. Aun así, una cosa es estar ligeramente desequilibrado, como el queso parmesano (40 gr de proteína por 25 de grasa) o el roquefort (23gr de proteína por 35 de grasa) y otra cosa son las aberraciones que uno puede encontrar en la sección de quesos de un supermercado. Afortunadamente, todos los quesos envasados suelen estar etiquetados y es fácil elegir un queso adecuado leyendo los valores nutricionales. Le daré una pista: si en la denominación de la etiqueta aparece algo parecido a "especialidad láctea" o "especialidad alimenticia" en lugar de "queso", mal empezamos.

Le pondré un ejemplo para que pueda ver claramente la diferencia entre un queso y otro se acuerde de mirar las etiquetas de los productos que compra: el más famoso queso fresco para untar del mercado está compuesto por 4,5gr de proteína, 3 gramos de hidratos de carbono y 27 gramos de grasa. ¿De verdad se puede llamar a esto queso? Yo no lo creo. De hecho, en el envase, ya no pone la palabra queso por ningún sitio bien visible.

Los productos lácteos tipo postre y/o yogur merecen una mención aparte. Desafortunadamente, la mayoría de ellos está elaborado con leche desnatada en polvo a la que, además, se le añade más azúcar. Como comprobará cuando los observe en el supermercado, es bastante complicado encontrar postres y yogures que estén razonablemente equilibrados y libres de proporciones escandalosas de azúcar. De todos modos, parece que los lácteos de sabor natural pueden ser la elección adecuada sobre los de sabores si se piensan consumir. Así, un yogur natural contiene unos 4 gr de proteína y 4,5 gr de hidratos de carbono en comparación con los 4 gr de proteína y 19 gr de hidratos de carbono de un yogur de sabores desnatado, ambos por cada 100 gramos de producto.

El tema de los productos desnatados ya lo he mencionado anteriormente, pero quiero aprovechar que hablamos de los yogures para ejemplificar lo que le he contado. En este mismo caso de los yogures natural y de sabores desnatados, sepa usted que al pasar de 4,5 gr de azúcares en el yogur natural a 19 gr de azúcares en el yogur desnatado de sabores, se ha ahorrado medio miserable gramo de grasa. Esto es, el yogur natural contiene 1 gr de grasa por cada 100 gr de producto y el yogur desnatado de sabores 0,4 gr de grasa. ¿De verdad, aunque realmente la grasa engordara y fuese tan mala como le cuentan, le compensaría multiplicar por 4 su ración ya de por sí alta de azúcares para evitar ingerir medio gramo de grasa? Ahora ya sabe la verdad. Haga lo que crea conveniente.

Las legumbres son una buena fuente de proteínas pero proporcionan poca grasa y bastantes hidratos de carbono. De todos modos, en función de la legumbre en cuestión, esas proteínas son más o menos útiles para el cuerpo humano. Desde luego, si decide tomarlas, yo le recomiendo encarecidamente que las compre naturales y las cocine usted. Supongo que a estas alturas ya se puede imaginar que muchas de las que vienen cocinadas están suplementadas con azúcar.

En cuanto a las frutas y verduras, el tema nos daría para escribir un libro entero y crearíamos polémica continua. Por lo general, las frutas y verduras naturales son una buena fuente de vitaminas y otros elementos para el cuerpo humano, sin embargo, como pronto veremos, las frutas y verduras que comemos en la actualidad distan mucho, en bastantes casos, de ser todo lo naturales que creemos. Para que se haga una idea, tomarse un zumo de naranja está mucho más cerca nutritivamente hablando de tomarse un refresco de cola que de tomarse un alimento rico en Vitamina C.

Ayer mismo leí que una importante cadena de supermercados con base en la Comunidad Valenciana importa naranjas de Perú. No tengo nada contra las naranjas de Perú ni contra los Peruanos como es lógico, pero le puedo garantizar que la cantidad de vitamina C en esa naranja Peruana cuando llega a su exprimidor es cero o prácticamente cero. Y no tiene nada que ver con ser una naranja Peruana, tiene que ver más bien con el sentido común. Como podrá suponer, las frutas y verduras que importamos del otro lado del atlántico llegan hasta nosotros en contenedores o a granel en grandes barcos, pues el rápido transporte aéreo tiene un coste prohibitivo que haría que las frutas y verduras costasen más que la propia carne o los pescados. Este viaje, desde la recolección hasta su exprimidor lleva semanas, y no precisamente pocas. Las Vitaminas que existían en esa naranja en Perú se han quedado en el camino. Cuando usted se hace un zumo con esas naranjas, se está haciendo un zumo de azúcar y, eso sí, fibra natural que es necesaria y beneficiosa. Además, por si el argumento de la pérdida de propiedades no le convence, sepa también que la fruta se recoge antes de su maduración y se rocía con urea para que madure artificialmente durante el transporte o, en otros casos, como en los tomates, se tinta para que parezca que están maduros.

En Estados Unidos, el alimento medio recorre 2.500km de promedio antes de llegar a una cocina. Le ofrezco constantemente datos de Estados Unidos porque en España, desgraciadamente, es casi imposible encontrar estos datos ya que o no se hacen públicos o son complicados de encontrar, pero ya le adelanto que no son muy distintos pues he vivido en ambos países y conozco a la perfección sus similitudes.

Según parece, las verduras congeladas sí mantienen bastante bien sus nutrientes si no se rompe la cadena de frío, y desde luego son más saludables que las envasadas en conserva, que suelen llevar conservantes y estabilizadores.

Lo mismo ocurre con las frutas. No podemos generalizar al hablar ni de frutas ni de verduras, pero nutricionalmente hablando no es lo mismo comerse una pieza de fruta de temporada recién recolectada que tomarse una pieza que lleva tres o cuatro semanas dando vueltas por el mundo antes de llegar a su casa. Esa pieza viajera se recolectó cuando aún estaba verde y probablemente no quiera saber todo lo que hicieron los distintos mayoristas y distribuidores para que madurase y se conservase antes de ponerla a la venta.

En cuanto a su contenido de azúcar, tanto las frutas como las verduras tienen elevados niveles de azúcar, muy en especial las frutas, pero como en todo, hay unas que aportan más nutrientes que otras y cuyas proporciones son más adecuadas para seguir una dieta baja en hidratos de carbono.

De este modo, el berro, el pepino, la lechuga, la col, el repollo, las acelgas, las espinacas, los grelos, las setas y los espárragos están entre las verduras que menos hidratos de carbono aportan. También es cierto que su aporte de proteína es bajo y de grasa casi inexistente, así que para tomar la cantidad de proteína necesaria en base a estas verduras habría que tomar tantas que la cantidad proporcional de azúcar que ingeriríamos sería mayúscula, entre 3 y 5 veces más que la cantidad de proteína.

En las frutas ocurre lo mismo pero elevado a la enésima potencia. Por hacer una comparación, por una porción de Pepino, que es una de las verduras más equilibradas, hay 0,7 gr de proteína, 0,2 gr de grasa y 0,9 gr de hidratos de carbono. El resto es agua y fibra. En una ración de plátano, que tanto nos gusta dárselo a los niños, hay 1,2 gr de proteína, 0,3 gr de grasa y 21 gramos de hidratos de carbono, casi idénticas proporciones a la chirimoya, los higos y las brevas. En una naranja fresca, a la que me refería antes, hay 0,8 gr de proteínas, 0,1 gramos de grasa y 9 gr de hidratos de carbono.

De todos modos, y tomado con moderación, un pequeño aporte de fruta y verdura, sobre todo de verdura, no debe hacerle gran mella en su plan para alcanzar un objetivo de peso. Ahora bien, tomarse un plato de pisto para comer, con lo rico que está, o una macedonia de frutas para cenar, con lo fresquita que sabe, no es un pequeño aporte tomado con moderación, sino un auténtico exceso. Me estoy refiriendo a acompañar su carne y su pescado con unos champiñones, o unos espárragos a la plancha, o algo similar y siempre regado de aceite de oliva crudo, para aportar la grasa necesaria al organismo.

Nos quedan por ver los frutos secos. Los frutos secos son un alimento que hay que ver de manera individual porque, aunque en general, todos aportan mucha proteína, mucha grasa y muchos hidratos, las diferencias de uno a otro son considerables. Una porción de almendra cruda, por ejemplo, que es probablemente mi fruto seco favorito, aporta 20 gr de proteína, 54 de grasa y 17 de hidratos de carbono. Es un aporte triplemente alto aunque potenciado en la grasa. Otros frutos como las castañas están más desproporcionados y aportan muchos más hidratos de carbono (3,5 gr de proteína, 2,6 gr de grasa y 40,5 gr de hidratos de carbono). Por eso, mi recomendación es que los use de forma lógica sabiendo antes qué fruto seco come y en qué cantidad lo está tomando. Las pipas de girasol pueden ser una buena alternativa porque, además de ser muy saciantes y tardar mucho en comerlas al tener que pelarlas de manera individual, presentan una composición razonablemente equilibrada para un vegetal (27 gr de proteína, 43 de grasa y 21 de hidratos de carbono).

No se crea que me he olvidado de los granos, los cereales y sus derivados y de los dulces. Simplemente no los considero parte de ningún plan nutricional razonable para perder o mantener peso. Para que se haga una idea de lo que digo y para raciones de 100 gramos, el arroz blanco contiene 85 gr de hidratos de carbono. El integral también. Los cereales de desayuno 87 gr. El pan blanco 58. La pasta, incluyendo la sémola de trigo, 80 gr de promedio. La harina de trigo contiene 77 gramos de hidratos de carbono por cada 100 gramos de producto así que no es de extrañar que todo lo que se derive de la harina esté igualmente desequilibrado.

El resumen que quiero hacer de este capítulo es que seguir un plan nutricionalmente válido para conseguir sus objetivos no debe ser sinónimo de comer siempre lo mismo y, además, cocinado de la misma manera. Si usted conoce los valores nutricionales de lo que come y la composición de los alimentos preparados que compra, podrá variar frecuentemente su menú sin que sus objetivos se vean alterados de manera significativa.

Por si le interesa y le sirve de inspiración, esta mañana cuando me he levantado me he tomado un batido de proteínas con aceite de coco y salvado de trigo fino (fibra); a media mañana, como estaba liado en la oficina, una lata de sardinas en aceite de oliva virgen; para comer unas almejas al vapor y un calamar a la plancha con un poco de lechuga y aceite de oliva virgen. A primera hora de la tarde me tomé una porción de queso y a media tarde otro batido de proteínas, aceite de coco y salvado de trigo fino. Y esta noche, dentro de un ratito, pretendo comerme un carpaccio de buey de los que venden preparados que trae 80 gramos de carne de buey cortada en finas láminas y 20 gramos de queso parmesano, a lo que yo añadiré aceite de oliva extra virgen y un poco de orégano. Antes de acostarme, me tomaré el colágeno que suelo tomar todas las noches para reforzar articulaciones y mejorar la piel. Si tiene más de 30 años, un suplemento de colágeno como el que yo tomo le aportará grandes beneficios que discutiremos más tarde.

Como verá, es una dieta bastante variada y poco aburrida. En realidad, estoy convencido que como más variedad y calidad de alimentos que la mayoría de las personas que conozco y, en muchos casos, también más cantidad si sumo todo lo que como a lo largo de un día.

Para mañana, que es martes y hay buen pescado en el mercado, pretendo hacerme un tartar de atún o salmón para comer con una base de espinacas, en función de lo que encuentre en el mercado y de la pinta y precio que tengan estos pescados. Para cenar, voy a ver si encuentro unos churrascos de pollo en el mercado y me los puedo preparar con un poco de aderezo picante acompañados de champiñones a la plancha. La idea, como puede comprobar, es disfrutar comiendo, no comer para subsistir, pero disfrutar con cosas que nos agradezcan tanto el paladar como el organismo, y de paso el bolsillo.

Los Mitos de las Dietas

La pérdida de peso es un tema que suscita muchas opiniones y cualquiera se considera experto. He visto en televisión a "expertos" que lucían un sobrepeso pronunciado y a auténticos fideos que no habían tenido sobrepeso en su vida que daban lecciones sobre cómo perder peso. Yo, después de probar todas las formas posibles para perder peso, ya le he dicho que confío plenamente y por experiencia tanto propia como observada, en las dietas que limitan o suprimen los carbohidratos, en especial en la Isodieta. Sin embargo, he de reconocer que hay otras formas de perder peso distintas aunque no todas ellas -de hecho casi ninguna- consigue que se pierda grasa. Las dietas hipocalóricas o los excesos de actividad física hacen que se pierda importante tejido muscular y líquidos. Si no me cree, dígame el nombre de un corredor de fondo que tenga una estructura muscular decente y no parezca que se va a desarmar al mirarlo.

En todos estos años probando una y otra forma, he de reconocer que he seguido pautas de lo más curiosas, con mejor o peor resultado inmediato en la ayuda a la consecución de mis objetivos. Estas son algunas de las pautas que he recopilado durante estos años. Se las voy a incluir en este apartado, junto con lo que opino de cada una de ellas, en caso de que alguien se las plantee y le haga dudar. Son afirmaciones que escuchará a las que, en general, no debe prestar ninguna atención por los motivos que a continuación le expreso.

1. **No beba agua inmediatamente después de hacer deporte: Recuperará el peso perdido**. Lógicamente, al hacer deporte se pierde agua por la sudoración y lógicamente, al beber se recupera, se beba inmediatamente después o no. No haga caso y beba cada vez que lo necesite, antes, durante o después del deporte.

2. **No beba agua media hora antes de las comidas.** Otra estupidez. Yo pienso que, al contrario, es fundamental empezar a comer ingiriendo uno o dos vasos de agua para colaborar a la sensación de saciedad y tener menos ansia a la hora de comer.

3. **No beba agua hasta dos horas después de haber comido.** Más sandeces. Beba agua, como le dije al principio, cada vez que lo necesite. El agua no engorda, la tome como la tome. Hasta donde yo sé, en el agua hay 0 proteínas, 0 grasas y 0 hidratos de carbono. Es científicamente imposible que usted acumule grasa por ingerir agua. Sin embargo, si es posible contribuir a la eliminación de residuos que conlleva la pérdida de peso bebiendo agua frecuentemente, así que no lo dude. ¡Beba mucha agua!

4. **No beba agua con gas: ¡Engorda!** Tonterías. El agua con gas no engorda. No tiene nada además de agua y gas y le garantizo que el gas, aunque le pueda hinchar el estómago momentáneamente, se acaba expulsando y no se convierte en grasa. Además, sepa que el agua con gas suele tener una alta concentración de bicarbonato y por lo tanto ayuda en la digestión. Yo tomo bastante agua con gas. Es el único refresco que tomo habitualmente, casi a diario, y no me ha impedido perder 35 kilos en 4 meses.

5. **Es la mezcla de los alimentos lo que engorda. Siga una dieta disociada.** Negativo. Un dulce engorda lo coma como lo coma. La pasta (salvo que vaya a salir a correr una maratón) también. Lo mismo que el pan y los cereales en general. Lo que engorda -ya se lo expliqué al principio- es el azúcar excedente en sangre que se transforma en grasa y se almacena en el tejido adiposo. Eso es lo que engorda, lo tome solo o acompañado.

6. **El Whisky adelgaza.** Hombre, si toma mucho, acabará literalmente en los huesos y dentro de una caja, pero

aunque tenga cierto poder diurético que le haga perder agua momentáneamente, el alcohol, como ya le he dicho con anterioridad, se metaboliza en azúcar de manera casi inmediata.

7. **El exceso de proteína destruye los riñones.** Y el exceso de alcohol también, y el de grasa, y el de hidratos... cualquier exceso es perjudicial para la salud. La gente confunde seguir un plan nutricional basado en la proteína y en la grasa con seguir una dieta muy rica en proteínas (como por ejemplo la Dukan) o muy rica en grasas (como por ejemplo la Atkins original). Como ya le he dicho, mis analíticas demuestran que seguir una dieta equilibrada de grasas y proteínas en su justa medida no sólo no afecta al organismo de manera negativa sino que mejora notablemente la salud.

8. **Comer mucha carne roja y marisco sube el ácido úrico y los triglicéridos.** Mire, la definición de "mucha carne roja y marisco" es una generalización sin sentido. Si usted se come cada día un bistec de 400 gramos de carne para almorzar, es probable que su ácido úrico y sus triglicéridos suban. Si coge ese mismo bistec y lo porciona en 3 o 4 raciones que se come a lo largo del día, le garantizo que su ácido úrico y sus triglicéridos no le van a subir, sino más bien al contrario. El cuerpo humano tiene la capacidad de metabolizar una cantidad concreta de nutrientes por ingesta. Si usted no sobrecarga el sistema, este no tiene porqué funcionar mal, salvo, claro está, que ya tenga usted una patología existente e incluso en ese caso, si aplica un buen plan nutricional, es muy probable que también le ayude a mejorar su patología.

9. **Si no toma hidratos de carbono el cerebro muere.** En fin, para tener un cerebro muerto no acabo de perder el gusto por la ironía. El cerebro puede funcionar perfectamente sin comer hidratos de carbono. Aunque científicamente me quieran hacer creer lo contrario, empíricamente les puedo

demostrar que están equivocados. Las necesidades de glucosa diarias del cerebro las puede suplir de sobra el cuerpo humano sin la necesidad de ingerir un solo gramo de hidratos de carbono.

10. **La grasa engorda.** Bueno, y la proteína y los hidratos de carbono también. Cualquier cosa que usted ingiera en cantidad suficiente tiene el potencial de hacerle engordar. Tomar grasa a diario, tanto vegetal como animal, no significa que vaya usted a engordar. Yo tomo aceite de oliva y aceite de coco a diario, ambas grasas vegetales. Si como lenguado, me gusta cocinarlo en mantequilla, grasa animal. Tomo leche entera con toda su grasa animal. Tomo queso. Tomo aceitunas y almendras ocasionalmente. Tomo cochinillo, codillo y en mi casa están prohibidos los cortes de ternera que no tengan grasa, del mismo modo que no quiero buey que no esté absolutamente veteado de grasa. La grasa no engorda. El abuso de la grasa le puede hacer engordar, al igual que el abuso de la proteína. Lo curioso del caso es que, los hidratos de carbono, la antítesis de la grasa según muchos nutricionistas, es lo que más potencial de hacerle engordar tiene y, desde luego, lo único que le impide adelgazar.

11. **Una cerveza al día no engorda.** Falso.

12. **La cerveza sin alcohol no engorda.** Falso.

13. **La comida "light" o "desnatada" no engorda.** No sólo falso, sino todo lo contrario. Engorda mucho más porque tiene más azúcar que la comida convencional.

14. **El café engorda.** Falso. El mollete con crema de avellanas y azúcar o las galletas que acompañan al café sí engordan. Si acaso, la cafeína contenida en el café es un acelerador natural del metabolismo y, por tanto, le ayudará a adelgazar.

15. **La sal engorda.** Falso. Le puede hacer ganar peso o incluso subir la presión arterial si la toma con mucha frecuencia en

grandes cantidades, pero no va a acumular más grasa por tomar más sal. Otra cosa es que se pese después de hincharse de sal y compruebe que ha ganado un kilo o dos. Eso no es engordar, eso es retener líquidos.

16. **El azúcar moreno no engorda.** Falso. Compruebe la cantidad de hidratos de carbono que tiene.

17. **La miel no engorda.** Falso. Lo mismo que el azúcar moreno.

18. **El pomelo adelgaza.** Si se sienta a mirarlo el día entero sin comer nada de hidratos, probablemente adelgace algo. Si se lo come, aunque no es la fruta más dulce del mundo, ingerirá 6 gramos de hidratos de carbono por cada 65 gramos de pomelo.

19. **La sandía engorda porque es muy dulce.** Pues mire, más o menos igual que el pomelo. 6,7 gramos de hidratos de carbono por porción de 52 gramos. Si alguien le dice en el mismo día que el pomelo adelgaza y la sandía engorda, no le deje que siga bebiendo.

20. **Los huevos suben el colesterol.** Negativo.

21. **No se debe comer más de uno o dos huevos a la semana.** Súper negativo.

22. **El atún en aceite de oliva engorda.** Para nada, salvo que se coma un kilo. Una lata estándar de 82 gramos escurridos (las alargadas), que es la que yo suelo tomar, es una ración de proteína y grasa libre de hidratos de carbono absolutamente equilibrada y recomendable. En concreto aporta 26 gramos de proteína, 0 gramos de hidratos de carbono y 16 gramos de grasa (3 de saturada, 11 de mono insaturada y 2 de poliinsaturada) por 100 gramos de producto. Además, aporta mucha vitamina B12, vitamina B3, yodo y fósforo.

23. **Las grasas saturadas son perjudiciales para el organismo.** De eso nada. Son las grasas hidrogenadas las que son altamente perjudiciales, empezando por las margarinas tradicionales y acabando en la bollería industrial.

24. **La Coca Cola adelgaza.** Sí, claro, y también derrite los dientes, limpia el óxido, elimina manchas de la ropa, tiene cocaína y desatasca tuberías. ¡Venga ya!

25. **El pan integral no engorda.** Hombre, he de reconocer que el hecho de que se trate de cereales enteros y no refinados, es todo un avance, pero aun así, 49 gr de carbohidratos por ración de 100 gramos sigue siendo una auténtica exageración. El pan blanco tiene 58 y también mayor índice glucémico. Llegue usted a la conclusión que quiera, yo ya le he dado los datos. Puestos a elegir, claro está, no tome ninguno.

26. **Los caramelos y chicles sin azúcar no engordan.** Falso. Hay unos 97 gr de hidratos de carbono en 100 gramos de caramelos sin azúcar. Que yo sepa, sólo el azúcar blanco refinado supera esa proporción con 99,5 gr de hidratos de carbono y medio gramo de agua por 100 gramos de producto. Ni que decir tiene que no hay proteínas ni grasa en ninguno de los dos.

27. **Las dietas bajas en hidratos de carbono hacen pasar hambre.** Falso. Es la bajada súbita de azúcar en sangre tras metabolizar una fuerte ingesta de hidratos de carbono lo que le hace pasar más hambre. Recuerde, tras tomar muchos hidratos y crear un pico de azúcar, baja la glucosa en sangre pero no la insulina, la grasa no se libera al torrente y tenemos hambre otra vez porque se produce un déficit energético. Se come más porque se está engordando.

28. **Los fritos engordan.** Mire, los fritos aportan grasa. No tienen porqué engordar si no ha empapado los alimentos en aceite ni ha usado mucha harina o derivados para freír. Yo como con frecuencia huevos fritos, pescado frito y carne frita y no noto que me engorde. También es cierto que frío con Aceite de Coco muy caliente y mi comida no se empapa de aceite ni se queda lamiosa, sino crujiente. Créame, lo que engorda de

la croqueta no es el gramo o dos de aceite que se impregna en ella. Ni siquiera el gramo o dos de pan rallado que la reboza y mucho menos la grasa del jamón que le ha medito dentro. Es la harina refinada que usó para hacer la bechamel lo que engorda en el plato de medio kilo de croquetas que se puede llegar a comer.

29. **La grasa que comemos acaba en los michelines.** En realidad, cualquier cosa que comamos en exceso acaba en los michelines. Es más fácil y rápido que el azúcar acabe convertido en grasa en sus michelines y no que la grasa que ingiere acabe allí.

30. **Los períodos de ayuno controlado adelgazan y purifican.** Esto, que parece que está de moda ahora, es una auténtica aberración. El cuerpo humano necesita nutrientes en sangre para realizar correctamente una cantidad enorme de funciones y realizando períodos de ayuno, lo único que conseguimos es agotar estos nutrientes en sangre. Ni que decir tiene que combinar ejercicio físico y ayuno es un disparate. Recuerde, cuando yo realizaba ayunos prolongados y comía una sola vez al día pesaba 113 Kg. Cuando cambié de rutina y comencé a comer 7 veces al día, perdí 35 kilos. Saque usted sus conclusiones.

Cuando comience a aplicar sus nuevos hábitos alimenticios y tome conciencia de lo que necesita hacer para perder peso, indudablemente recibirá consejos y "ayuda" de las personas de su entorno. Estoy convencido de que todos y cada uno de ellos lo harán con la mejor intención posible en su afán por agradar, complacer y ayudar. Sin embargo, en muchos casos, la información que le ofrecerán será totalmente contraria a lo que aquí está leyendo.

Mi consejo es que no se deje sugestionar y se mantenga fiel a su compromiso. Piénselo fríamente. Cometemos todo tipo de atropellos con nuestro cuerpo. Fumamos, bebemos alcohol, cometemos excesos de todo tipo y, aunque el cuerpo se resiente, lo hace siempre a largo plazo. Con esto le quiero decir que, incluso si todo lo que yo le digo es erróneo y todo lo que otros le dicen es cierto, no le va a ocurrir nada por probar unas semanas y sacar sus propias conclusiones. Aventúrese a comprobarlo usted mismo en lugar de dejar que otros le anticipen los resultados.

Yo ya llevo cerca de tres años siguiendo estas pautas y estoy mejor que nunca, pero no le pido que pruebe durante tres años. Dese un mes o dos, haga lo que le estoy diciendo, y luego, resultados y analíticas en mano, decida si quiere seguir adelante o prefiere volver a una nutrición más tradicional. Deje que sea su cuerpo el que decida.

Recuerde que es fundamental llevar un control de su estado de salud, y para ello y sobre todo al principio, las analíticas de sangre son una herramienta fundamental. Si tenemos control de lo que ocurre en nuestra sangre como respuesta a lo que ingerimos, tendremos control de nuestra salud. Si tiene valores de su analítica fuera de los parámetros normales, pronto comprobará que el simple hecho de dejar de tomar carbohidratos y equilibrar su ingesta con grasa y proteína, mejorará considerablemente esta situación.

Como es lógico, si sufre cualquier enfermedad, patología o condición médica, debe seguir ante todo las indicaciones de los médicos y no introducir cambios drásticos en su alimentación sin haberlos consultado con ellos. No crea por defecto que el médico le va a prohibir seguir dietas bajas en hidratos de carbono. Probablemente le sorprenda que una cantidad creciente de médicos, en especial cardiólogos, están comenzando a indicar a los pacientes que tomen más grasas y menos hidratos en su dieta.

El doctor Dwight Lundell, cirujano cardiovascular con más de 25 años de experiencia y más de 5.000 operaciones realizadas a corazón abierto, jefe del servicio de Cirugía Coronaria del Hospital Banner

Heart en Mesa, Arizona, fue uno de los primeros en levantar la voz de alarma sobre los verdaderos motivos de las enfermedades coronarias y retirar la recomendación de mantener niveles muy bajos de colesterol y reducción de grasa en la dieta. Tan fuertes son sus convicciones al respecto que hace poco dejó la cirugía para centrarse en el tratamiento nutricional de las enfermedades cardiacas. Pero al doctor Lundell le siguen cada día más y más médicos que defienden que la lesión e inflamación de nuestros vasos sanguíneos está causada por una dieta baja en grasas.

No se Engañe, Adelgazar es Caro

Ya le dije al principio del libro que el problema de fondo con el azúcar y la patata es que son dos alimentos muy baratos y que se pueden usar con mucha versatilidad en la comida que tomamos, al igual que el maíz y la soja. Pues lo siguiente a tener en cuenta es que reducir drásticamente o incluso eliminar estos alimentos y todos aquellos que los contienen sale caro.

Los hidratos de carbono se encuentran principalmente en los vegetales pero, en concreto, son los carbohidratos refinados, los que provienen de cereales y que se encuentran en harinas, pastas y demás, los que aportan más energía excedente al cuerpo que luego se convertirá en grasa almacenada en el tejido adiposo a velocidad de vértigo.

Pues bien, si lo piensa razonadamente, los cereales, las harinas, las pastas y sus derivados, son bastante baratos. Por el contrario, los alimentos ricos en grasa y proteína de calidad, casi todos de origen animal, son bastante más caros. Por lo tanto, ya le anticipo que seguir este tipo de alimentación es significativamente más caro que llevar una alimentación basada en la pirámide nutricional. Desayunar unas tostadas con un poco de aceite o margarina es mucho más barato que desayunarse unos huevos, alguna carne o incluso un poco de queso. Tomarse a media mañana un pitufo con una lonchita de algún embutido basado en la patata es mucho más barato que tomarse algún alimento rico en proteína y grasa, ya sea una lata de atún en aceite de oliva, un poco de cecina de vaca o cualquier otra cosa que se le ocurra que no lleve patata, azúcar maíz o soja.

En las comidas y las cenas, al eliminar las patatas y los arroces y sus derivados, también estamos encareciendo las raciones y, por descontado, comer siete veces al día requiere más cantidad de alimento que si sólo comemos una o dos veces. Si acude a comer a un restaurante, un entrecot vale el doble o el triple que una ensalada o un plato de paella. El pescado fresco también es mucho más caro que la pasta y, ni que decir tiene, sentarse a comer en un asador o en una marisquería es mucho más caro que hacerlo en una pizzería o bocatería. Del mismo modo, los restaurantes de sushi son más caros que los restaurantes tradicionales y, si hace como yo y pide Sashimi (sushi sin arroz), se vuelven más caros todavía.

Nosotros somos cinco en casa y le mentiría si le dijese que no hemos notado en el bolsillo el cambio de alimentación que todos hemos realizado. Mis hijos comen pasta excepcionalmente y siempre acompañada de carnes o pescados. Prácticamente no toman cereales, harinas y sus derivados y las raciones de arroz que les damos están siempre repletas de carne o pescado y son más escasas en arroz. Las galletas, bizcochos y demás repostería no son habituales en su dieta, aunque sí lo son las verduras y algo de fruta pues sus necesidades energéticas así lo permiten. Como comprenderá, todo esto tiene un coste económico considerable.

Un paquete de un kilo de pasta cuesta un euro y un kilo de buey puede llegar a costar unos veinte. Un kilo de arroz cuesta un euro y un kilo de merluza hasta veinte. Un paquete de un kilo de cereales de desayuno ronda los dos o tres euros, y una docena de huevos ecológicos ronda los seis euros, el doble o el triple, y rinde una tercera parte por volumen. Un paquete de un kilo de galletas cuesta un par de euros o tres, y un kilo de cecina de buey cuesta más de 40. ¿Ve lo que le quiero decir?

Le cuento todo esto para prepararle y para que sea consciente de que perder la grasa que le sobra, aunque pueda ser rápido y sencillo, no es barato. Mi recomendación, siempre que pueda, es sustituir el supermercado por el mercado. En realidad, muchos de los productos que habitualmente compra en el supermercado ya no los va a necesitar y, sin embargo, casi todo lo que necesita para comenzar su nuevo plan nutricional es muy probable que esté disponible en el mercado a un precio muy inferior al del supermercado y con bastantes menos conservantes. La carne fresca, el pescado fresco y los huevos frescos (mejor si son ecológicos), todos están disponibles en el mercado.

También debo advertirle, como veremos en el próximo capítulo, que yo suplemento mis comidas con algunos productos especializados que tengo que comprar. Lógicamente, si decide limitar o suprimir la fruta y la verdura de su dieta, necesitará encontrar una fuente de fibra que añadir a su plan nutricional. Yo utilizo salvado de trigo fino, que es pura fibra y no aporta nada al organismo y lo mezclo en batidos de proteínas que me hago unas cuantas veces al día. El salvado de trigo fino es muy barato. No llega al euro y medio el paquete de un kilo, que me dura bastante. Después de todo, se trata de un desecho de la producción de harina refinada. Sin embargo, las proteínas y la leche necesarias para hacer ese batido sí que suponen cierto coste. También utilizo semillas de lino como fuente de fibra, que aunque son un poco más caras que el salvado de trigo, aportan grasas de calidad.

Del mismo modo, los complementos nutricionales tienen un coste considerable. Como veremos a continuación, hay una amplia variedad en el mercado y con un rango extenso de precios. Todo esto suma y sigue. En general, la máxima de la calidad unida al precio en el tema de los alimentos y de los suplementos nutricionales suele ser una realidad. Otra cosa distinta, que también ocurre, es que el precio de algunos productos mediocres sea excesivo, por lo que para salir de dudas, lo mejor es comprobar los nutrientes de lo que compramos y compararlos con la competencia. No se deje llevar por el empaquetado ni el nombre de los productos, analice los valores nutricionales para realizar la compra más inteligente.

Los Suplementos Nutricionales

Desde el principio de este libro le estoy hablando de nutrientes esenciales (proteínas y grasas) y de elementos que aportan energía (hidratos de carbono o carbohidratos). Pero lo cierto es que existen otra serie de elementos que son necesarios para el buen funcionamiento del cuerpo humano. Algunos los podemos ingerir directamente con nuestras raciones de carne y pescado, pero otros no, ya sea porque no se encuentran con facilidad en los alimentos que ingerimos o porque, aunque debieran encontrarse, los métodos de cultivo, crianza y conservación de estos alimentos no propician su formación o mantenimiento.

Si se decide a escoger un plan nutricional que elimine o reduzca considerablemente los hidratos de carbono, necesitará suplementar su dieta con algunos elementos adicionales. A decir verdad, incluso si no elimina los hidratos de carbono de su dieta debería suplementar la misma con estos elementos. Como le dije en un capítulo anterior, las frutas y verduras que compramos, en una inmensa mayoría, están absolutamente vacías de elementos enriquecedores como vitaminas y minerales. Esto es debido, entre otras cosas, a los nuevos métodos de cultivo y a las prolongadas estancias en cámaras, exposición a productos químicos y viajes que estos vegetales sufren antes de llegar a su mesa.

Para que se haga una idea, la cantidad de Vitamina C existente en una naranja justo en el momento de su recolección es más de 10 veces superior a la que tiene unos días después e infinitamente superior a la que tiene cuando llega a su cocina. De hecho, un vaso de zumo de naranja obtenido de manera óptima de fruta recién recolectada, contiene unos 30 gramos de azúcar, medio gramo de proteína y una cantidad realmente insignificante de vitamina C, 0,055 gramos. Para que se haga mejor idea, necesitaría 2 o 3 zumos de naranja diarios para tomar la CDR[3] de vitamina C. Siendo ese el caso, sepa que un Kiwi contiene un 50% más de vitamina C que una naranja y sin embargo, el brócoli contiene más vitamina C que el Kiwi, en concreto un 100% más que la naranja. ¿Tiene usted idea de porqué su cerebro tiene asociado entonces la naranja con la vitamina C si hay otros alimentos que tienen bastante más cantidad de esta vitamina? Pues por el mismo motivo que en Estados Unidos promueven el consumo de cereales, porque España es un gran productor de naranjas. Como le dije, no se crea todo lo que le dicen, mire las composiciones de los alimentos.

Todavía hay alguno que defiende que aunque sean necesarios 2 o 3 zumos de naranja diarios para suplir la CDR de vitamina C, debemos tomarlos, pero el problema es que al tomar 3 vasos diarios de zumo de naranja estaremos ingiriendo entre 60 y 90 gramos de fructosa, o lo que es lo mismo, hasta 33 kilos anuales de azúcar para nuestro organismo, suponiendo que sean zumos naturales que no tengan azúcar añadida.

El verdadero escollo que nos encontramos al no ingerir carbohidratos, sin embargo, no tiene nada que ver con las vitaminas, sino con la fibra. La fibra es necesaria para el correcto funcionamiento de su sistema digestivo. Si usted no toma nada de fibra sufrirá estreñimiento. Afortunadamente, tomar fibra es fácil y barato. Como le dije en el capítulo anterior, yo tomo fibra varias veces al día mezclada en los batidos de proteínas y grasas que me tomo en sustitución de algunas comidas. Al comer seis o siete veces al día, hay ocasiones en las que a uno se le apetece sentarse y ponerse por delante un plato de carne o pescado, pero hay otras en las que lo único que queremos es tomar lo que sea y seguir con lo

---

[3] CDR. Cantidad Diaria Recomendada

que estábamos haciendo. En esos casos, los batidos de proteína, grasa y fibra son una solución sencilla y rápida.

Aunque venden batidos preparados y es muy probable que en los próximos años veamos como el mercado de batidos enlatados crece con productos provenientes de Estados Unidos, mi recomendación tanto por economía doméstica como por tener el control de lo que está comiendo, es que se prepare los batidos usted mismo. También le aconsejo que evite los preparados para batidos que existen para hacer dieta. Estos tienen una composición constante igual para todo el mundo y por lo tanto no tienen sentido. Lógicamente, cada persona tiene sus propias necesidades nutricionales.

Lo más adecuado es que usted compre los ingredientes y prepare sus propios batidos. Se tarda menos de un minuto en preparar un batido y si lo hace usted mismo podrá controlar y ajustar las cantidades y proporciones de acuerdo a sus necesidades y en función de los resultados que vaya obteniendo. A modo de ejemplo, cuando ya llevaba perdidos casi 10 kilos, vi que mi ritmo de pérdida de peso estaba decayendo, por lo que decidí reducir ligeramente las raciones de proteína y grasa que usaba en los batidos y, como esperaba, volví a perder peso al ritmo que lo estaba perdiendo anteriormente. Al tener menos masa corporal, necesitaba ya menos energía y menos nutrientes.

Hay muchas maneras de preparar batidos de proteína y quiero comentarle un poco cómo puede hacerlos y las distintas variedades que puede probar. La primera elección que debe hacer es qué proteínas comprar. Para mí, esta decisión es muy sencilla. Hay dos tipos principales de proteína que se encontrará en las tiendas especializadas o en Internet, las derivadas del whey o suero y las derivadas del caseinato cálcico. Yo uso las segundas, las de caseinato cálcico. Son bastante más caras, pero son mucho mejores. Para explicárselo de manera sencilla y sin entrar mucho en detalles, el caseinato es la proteína de alta calidad que se utiliza para fabricar queso. El suero o whey es el desecho de proteínas producido al fabricar queso, el líquido sobrante del proceso de fermentación. El Caseinato dura mucho más tiempo en la sangre que el whey, por lo que el aporte de nutrientes a nuestras células es más uniforme y no sufre picos al ser de lenta asimilación. En la sección "dónde comprar" de la web www.adelgazarsinmilagros.com encontrará información sobre las proteínas y dónde conseguirlas con facilidad a buen precio.

Una vez que haya decidido qué proteínas comprar, debe elegir si quiere disolver sus batidos en agua o en leche. La leche entera contiene carbohidratos, pocos pero los tiene. El agua, lógicamente, no. ¿Qué le recomiendo? Mire, yo siempre he hecho los batidos usando un poco de leche entera, en torno a una cuarta parte de una taza, unos 50ml. Sin embargo, debo reconocer que lo lógico, especialmente al principio de su plan, es hacerlos con agua. Yo uso un agitador a pilas para hacer los batidos, lo que hace que su textura sea agradable y cremosa. Desde ya le desaconsejo tratar de hacerlos con una cucharilla. Los agitadores a pilas se encuentran en cualquier tienda de menaje y cuestan entre 1 y 5 euros. Si va a realizar su batido con agua, no debe preocuparse de la cantidad de agua que use, pero, si por el contrario va a realizar el batido con leche entera, asegúrese de no poner mucha cantidad pues además de carbohidratos la leche también le aporta proteína y grasa adicional a sus mediciones. Si puede gastarse unos 30€ adicionales, le recomiendo que compre una máquina para hacer batidos, pues la textura y suavidad que se consigue al usarlas es espectacular. En la sección "dónde comprar" de la web del libro le he dejado algunos enlaces para encontrar estas máquinas en webs como Amazon.

Las proteínas suelen tener sabor y aroma a vainilla (las que yo uso) o a cualquier otro alimento. En su vaso de agua o taza de leche, deposite la cantidad adecuada de proteína, por ejemplo una cucharada sopera colmada, unos 15 gramos. Sepa que en algunas proteínas de sabores la cantidad de proteína por 100 gramos es menor. Una vez más, revise la información nutricional antes de comprar. Las que yo uso tienen una concentración del 95%, o sea, de cada 100 gramos de producto, 95 gramos son proteína. Le aconsejo que compre proteínas con muy alta concentración. De otro modo, estará pagando cualquier otro ingrediente a coste de proteína. Use el agitador eléctrico para disolver completamente la proteína o la máquina para hacer batidos si es que la ha comprado. Si está usando agua, esta tomará un color blanquecino y si está usando leche fría, notará como emulsiona, crece y hace algo de espuma (si la leche o el agua no está fría es difícil que emulsione). Si desea añadirle algo de sabor adicional al batido, este es el momento. Yo no lo hago porque no me desagrada el sabor de origen del batido que yo tomo, que es vainilla, pero hay mucha gente que le añade elementos para darle sabor como café soluble (sin azúcar) o cacao en polvo. Use lo que use, asegúrese de que examina la etiqueta de valores nutricionales. Le garantizo que hay cafés solubles que tienen casi el triple de hidratos de carbono que de proteínas, mientras que hay otros que tienen mucha proteína y poco carbohidrato. Lo mismo ocurre con el cacao. Si le gusta el sabor del chocolate, le recomiendo que compre en su supermercado de confianza "Cola Cao 0% Fibra", que no aporta carbohidratos de manera significativa, se disuelve bien en agua y da un magnífico sabor a chocolate a su batido. En cualquier caso, use lo que use si es que decide usar algo, tenga en cuenta sus valores nutricionales para ajustar las proporciones si fuese necesario. Con esto quiero decir que si había decidido tomar 15 gramos de proteína (una cucharada) y resulta que el sabor que va a añadir le aporta 5 gramos adicionales, reduzca ligeramente el aporte de proteína. No quite los 5 gramos, porque la calidad de la proteína contenida en el café soluble, por ejemplo, es mucho menor que la proteína que va a usar para hacer el batido, especialmente si es caseinato cálcico, pero sí quite por ejemplo la mitad del excedente, dos o tres gramos.

Una vez que ha vuelto a usar el agitador para mezclar su sabor favorito, es el turno de añadir la fibra. La recomendación habitual es tomar de dos a tres cucharadas de fibra al día, por lo que si va a tomar dos o tres batidos de manera diaria, la cuenta es sencilla: una cucharada por batido. Añada esta cucharada y vuelva a usar el agitador. Debo advertirle que la fibra no es soluble. Del mismo modo, su cuerpo no la asimila; sale igual que entra. Por lo tanto, aunque gaste las baterías de su agitador intentándolo no va a conseguir que la fibra se disuelva ni en agua ni en leche, ni en ningún otro líquido. El objetivo de usar el agitador es asegurarnos que la fibra se reparte homogéneamente por todo el batido en lugar de quedarse flotando en la superficie o hacer grumos.

En este punto es importante comprender que la fibra se puede comprar en varios formatos. El que yo utilizo y recomiendo es salvado de trigo fino y en la marca que yo compro es tan fino que es prácticamente un polvo. Otras marcas que se pueden comprar en las grandes superficies tienen trozos más grandes y dan una textura desagradable al batido. El polvo sólo le da cuerpo pero no es desagradable y el aroma es natural.

Para concluir, nos quedaría añadir la grasa, cosa que haremos en forma de aceite. Yo utilizo habitualmente dos aceites para mis batidos, según lo que me apetezca. En ocasiones añado aceite de oliva virgen y en ocasiones aceite de coco virgen. Si uso aceite de oliva virgen, procuro que no sea demasiado amargo sino más bien dulzón, para que no desentone con el sabor de la vainilla. La mezcla de ambos produce un sabor que recuerda enormemente al turrón. Esta es mi preferencia en las mañanas de invierno. Para las tardes y, en general, la primavera y el verano, prefiero el aceite de coco. El aceite de coco virgen se encuentra en estado líquido por encima de los 25 grados más o menos, por lo que es sencillo añadírselo a un batido. Sin embargo, si hace frío se solidifica, por lo que tenemos que derretirlo antes de usarlo. Al añadir aceite de coco al batido lo que conseguimos es darle un toque mucho más fresco, incluso tropical. Lo único a tener en cuenta al usar aceite de coco es que, como se solidifica en frío, si hemos usado agua o leche muy fría y tardamos más de la cuenta en tomarnos el batido, el aceite de solidificará precipitando en pequeñas bolitas. Sus propiedades permanecen intactas, pero nos resultará raro tomar un batido con "tropezones". De todos modos no se preocupe. Si tarda menos de dos o tres minutos en tomarse el batido, esto no le ocurrirá.

Elija la grasa que elija, debe añadirla en último lugar y volver a usar el agitador para homogeneizar el batido. Si hizo el batido con leche y consiguió que emulsionara con el agitador, al batir el aceite no notará que está ahí, pues se incorporará a la emulsión de inmediato. Sin embargo, si lo hizo con agua, no conseguirá diluir el aceite en el agua, por lo que le podrá resultar un poco extraño ver "pompitas" de aceite en el batido. Esto no le ocurrirá si utiliza la máquina para hacer batidos, pues con ella se consigue la emulsión incluso en agua. En cualquier caso, ya le adelanto que de una forma u otra, con leche o con agua, el batido resultante es infinitamente mejor en sabor que los que puede comprar listos para añadir sólo agua o sólo leche. No sólo eso, sino que usted controlará personalmente la calidad de la materia prima utilizada y las cantidades de cada nutriente que aporta.

Si decide tomar batidos, esa es su mejor oportunidad para incluir la fibra en su dieta, pero, si por el contrario decide que no va a tomar batidos de proteínas en ningún momento del día, deberá plantearse una alternativa, ya sea tomando salvado, semillas de lino dorado, de otro modo o añadiendo alguna verdura baja en carbohidratos y alta en fibra como acompañamiento a sus platos, como por ejemplo las espinacas. El tronco de la lechuga (y la parte más dura de las hojas) es astringente, así que ojo con acompañar todos sus platos con lechuga, salvo que use sólo la parte blanda y verde de las hojas.

Además de la fibra, su cuerpo necesita vitaminas y minerales para funcionar adecuadamente. Antes de entrar de lleno en esto, quiero explicarle algo con respecto a las vitaminas y los minerales y a las recomendaciones para la salud.

Habrá observado que en las tablas nutricionales de muchos alimentos que incluyen vitaminas y minerales, existen unos porcentajes que hacen referencia a la cantidad diaria recomendada (CDR). Pues bien, debe tener en cuenta que esa cantidad diaria recomendada no es el "máximo" que se debe tomar de una vitamina o mineral en cuestión, sino la recomendación "mínima" para no contraer enfermedades derivadas de su carencia en el organismo.

Por definición, la Cantidad Diaria Recomendada es, en nutrición, la dosis mínima que se debe consumir de un nutriente para mantenerse sano, o sea, para no contraer enfermedades. Sin embargo, debe saber también que estas dosis mínimas cambian en función de la organización y nacionalidad de la organización que las publique. Las dosis mínimas recomendadas se basan en experimentos realizados con la población del país de destino de las recomendaciones, por lo que los factores ambientales hacen que estas dosis varíen en función de muchas circunstancias.

Entonces, ¿qué cantidad es la adecuada? Buena pregunta. Lo cierto es que no está claro para nadie. Lo que mucha gente hace, yo entre ellos, es doblar o triplicar la CDR para, no solo mantenernos sanos, sino asegurar un aporte adicional que, sin llegar a ser excesivo, resulte suficiente para un óptimo funcionamiento del organismo y una buena regeneración celular. Una cosa es no ponerse enfermo y otra bien distinta optimizar la regeneración celular. No es aconsejable irse por encima de 5 o 6 veces las cantidades mínimas recomendadas porque podría producirse reacciones negativas en el organismo al aporte excesivo de alguna vitamina o mineral, pero multiplicar por 2 o por 3 la CDR no está considerado, en absoluto, un exceso.

Para tomar estas dosis de vitaminas y minerales en nuestro plan nutricional, lo más sencillo es buscar un complemento multivitamínico y multimineral que supla en un único producto todos los elementos que necesitamos. De este modo, cuanto más completo sea el que elija, mejor. Desde ahora ya le desaconsejo las marcas habituales que se encuentran en las farmacias y que son de grandes fabricantes. Normalmente son caros y la cantidad de elementos que contienen a veces es baja. Es mejor comprarlos en una tienda especializada de nutrición o a través de Internet. Yo he probado varios en estos años y el que utilizo ahora mismo, que es el mejor que he podido encontrar y además tiene un muy buen precio, me aporta por cada cápsula el 100% de la CDR de 21 elementos distintos y tomo dos cápsulas al día, una con el desayuno y otra al medio día. Si algún día no me las tomo, lo noto, me encuentro más cansado y con menos vitalidad, por lo que se han convertido en parte esencial de mi plan nutricional desde hace años, hasta tal punto que he decidido incluirlas en los planes nutricionales de mis hijos también a la vista de los buenos resultados que me dan a mí.

Lógicamente, si tiene usted niños y decide, al igual que yo, darles suplementos nutricionales, no use los mismos que toma usted porque sus necesidades son distintas. Existen en el mercado, sobre todo en el mercado anglosajón, suplementos nutricionales específicamente diseñados para niños, tanto en su formulación como en su formato. Por ejemplo, los que yo le compro a mis hijos a través de Internet son unos que descubrí en un viaje a Estados Unidos y que tienen forma y sabor de ositos de goma, por lo que se los toman sin poner ni una sola pega. También existen suplementos orientados específicamente a mujeres, a mujeres embarazadas y a mujeres con problemas derivados de la menopausia. Lo lógico es que tome los que estén mejor formulados para sus necesidades, pero al final, al igual que con los alimentos, debe mirar sus valores nutricionales y comparar con el resto de productos del mercado hasta descubrir los que más le convienen y la mejor relación calidad/precio. Para su comodidad, le he dejado diversos enlaces a estos productos en la sección "dónde comprar" de la página web del libro.

Mención aparte merece el colágeno. El colágeno es la proteína más abundante en el cuerpo humano, alcanzando un 25% de la masa total de proteínas. El colágeno es el componente más abundante de la piel y de los huesos, pero también se encuentra copiosamente en tendones, cartílagos, cabello y otros tejidos. El colágeno también está presente en todos los mamíferos y multitud de peces. Cuando el colágeno se desnaturaliza mediante ebullición y se deja enfriar en una solución acuosa se convierte en una sustancia popular que vimos en el capítulo "¿Qué Comemos?" al principio del libro: La Gelatina.

A los cuarenta años producimos aproximadamente la mitad de colágeno que somos capaces de producir en la adolescencia. Al estar presente en tantos tejidos del cuerpo humano, el déficit de colágeno al envejecer hace que los tejidos que lo incorporan pierdan flexibilidad. Está demostrado que este envejecimiento puede ralentizarse mediante un plan nutricional que incluya colágeno. Existen 21 tipos de moléculas de colágeno distintas por lo que, más que una proteína, el colágeno es un grupo de proteínas y nuestra dieta habitual es pobre en todo el grupo y, además, mucho del colágeno que ingerimos en nuestra dieta no puede ser utilizado por el organismo de una manera rápida y eficaz, pues es de difícil absorción por el aparato digestivo. ¿Por qué le estoy contando todo este rollo? Por dos motivos principales. Primero, que entienda la importancia de suplementar su plan nutricional con colágeno si va camino o ya ha pasado de los 40 años y, segundo, para que no tome cualquier colágeno, pues además de que no todos son igual de efectivos, algunos tienen el potencial de originar digestiones largas y pesadas o incluso provocar flatulencia y malestar.

El colágeno adecuado para suplementar su plan nutricional será un colágeno de alta biodisponibilidad, o sea, que su cuerpo pueda utilizar con facilidad y rapidez. Y para ello deberá ser necesariamente un colágeno hidrolizado y, a ser posible, proveniente de pescado, porque su aminograma es muy similar al del cuerpo humano. Otros colágenos de origen animal, bovino o porcino, tienen una composición de aminoácidos bastante distinta a la nuestra y por ello nuestro organismo no lo puede utilizar con tanta eficacia. Si decide tomar gelatina en lugar de comprar un suplemento de colágeno, recuerde lo que le dije: muchas de las gelatinas de hoy en día, sobre todo la que venden para postre, no contiene casi proteína y consisten casi exclusivamente en agua con azúcar. De hecho, los estudios sugieren, a grandes rasgos, que la proteína contenida en la gelatina no es de utilidad para el cuerpo humano.

Como le comenté en un capitulo anterior, yo me tomo unos 30ml de jarabe concentrado de colágeno con ácido hialurónico cada noche antes de acostarme y sus efectos son muy notables tanto en la piel como en las articulaciones. Además, el jarabe que yo tomo no contiene hidratos de carbono ni grasas, por lo que con los 30 ml que me tomo tan sólo realizo una aportación de 13 gramos de proteína antes de acostarme, lo que contribuye a una buena regeneración celular por la noche y no evita que me mantenga en cetosis, quemando la grasa que me sobra. Por su parte, el ácido hialurónico contenido en el jarabe contribuye también a mejorar el estado de mi piel y mis articulaciones. Cuando uno ha tenido sobrepeso durante tanto tiempo, y además ha realizado esfuerzos y deporte con ese sobrepeso, las articulaciones se resienten y no está de más ir cuidándolas para los próximos 40 años.

Parece ser que para la correcta síntesis del colágeno tiene que existir una cantidad razonable de magnesio en nuestro organismo. Por ello, encontrará con facilidad en el mercado compuestos que además de colágeno lleven magnesio. Sin embargo, para mí no es una obsesión que mi preparado de colágeno lleve magnesio —de hecho el que tomo ahora mismo no lo lleva porque mi multivitamínico y multimineral sí que lo lleva y no tengo necesidad de realizar un aporte adicional. Prefiero que el colágeno sea de alta biodisponibilidad y de origen marino, aunque sea significativamente más caro, a que lleve magnesio, ya que el magnesio está incluido en mi suplemento de vitaminas y minerales. Dicho esto, si fabricasen el colágeno que yo tomo ahora con magnesio, lógicamente no tendría problema alguno en tomarlo tampoco.

Entrando en Cetosis

En un capítulo anterior le adelanté algo de información sobre la cetosis. Vamos a volver ahora sobre este proceso porque es fundamental a la hora de quemar grasa y adelgazar.

Como le dije, el combustible principal del cuerpo humano es la glucosa, el azúcar. Cuando el azúcar está presente en cantidad suficiente, es el combustible preferido por la mayor parte de los tejidos de nuestro cuerpo. Sin embargo, hay una excepción importante a esta regla: el corazón, que prefiere una mezcla de glucosa, ácidos grasos (grasa) y cuerpos cetónicos. Los alimentos que ingerimos, en su mayoría, son metabolizados en el organismo y convertidos en azúcar. Ese azúcar lo utilizan nuestras células como combustible para funcionar. Sin embargo, como ya hemos visto, un exceso de azúcar en sangre es tóxico, por lo que el cuerpo humano tiene mecanismos para regular el nivel de azúcar en la sangre y garantizar que no se producen problemas por la toxicidad producida por su aumento.

El mecanismo principal de regulación del azúcar en sangre está basado en la insulina. Sin duda, habrá oído hablar de la insulina y la tenga muy asociada con los enfermos de diabetes, pero no se trata de una medicina, sino de una hormona con base proteica que el organismo produce de manera natural en el páncreas. De manera sencilla, cuando se produce un exceso de azúcar en sangre, el páncreas libera insulina al torrente sanguíneo. Esta insulina atrapa el exceso de azúcar y lo traslada al hígado para ser convertido en grasa. Una vez que se ha convertido en grasa, la propia insulina vuelve a transportar esa grasa a las células del tejido adiposo, que tienen la particularidad de almacenarla para que el organismo pueda usarla cuando sea necesaria, convirtiéndose por tanto en almacenes de energía de nuestro cuerpo.

Para evitar que el nivel de azúcar en la sangre siga subiendo, mientras tenemos insulina en la sangre el tejido adiposo mantiene la grasa dentro de él, garantizando que el combustible usado por los tejidos es la glucosa y no la grasa, y sólo libera dicha grasa cuando hay una necesidad energética y no hay insulina en el torrente, o sea, no queda exceso de azúcar que utilizar como combustible.

El principal problema que sufrimos al ingerir dosis elevadas de azúcar de manera continuada es que nuestro nivel de insulina en sangre no llega a bajar lo suficiente como para que el tejido adiposo pueda liberar la grasa de vuelta al torrente sanguíneo. En efecto, en circunstancias normales, la insulina desaparece del torrente sanguíneo a las dos o tres horas de haberse producido, por lo que de existir un déficit energético el cuerpo podría utilizar la grasa almacenada como energía a las pocas horas. En concreto, una vez gastado el azúcar en sangre, el cuerpo comienza a usar las pequeñas reservas de azúcar de que dispone, que se encuentran en el hígado y los músculos en forma de glucógeno, pero que sólo contienen azúcar para unas cuantas horas, por lo que a las 15-17 horas de producirse el déficit de azúcar en sangre, el organismo empieza a utilizar combustibles alternativos de un modo u otro.

Sin embargo, si se mantiene siempre alto el nivel de insulina, la grasa no se libera al torrente sanguíneo y, pese a tener reservas de sobra, el organismo comienza a consumir sus propias proteínas presentes sobre todo en los músculos y además sentimos un déficit energético que se caracteriza por varios síntomas que se van sucediendo de manera ascendente hasta que suplimos dicho déficit:

1) Hambre
2) Cansancio
3) Dolores de cabeza
4) Mareos

Si consigue bajar el nivel de insulina en la sangre se liberará la grasa que tiene almacenada al torrente sanguíneo y esta podrá ser utilizada como combustible, con lo que usted comenzará a adelgazar de manera eficiente, sin perder tejido muscular e incluso disfrutando de mayor energía y vitalidad. El proceso mediante el cual el organismo pasa a usar la grasa como combustible se llama cetosis y es el objetivo principal que debe marcarse para adelgazar de manera efectiva, esto es, perdiendo grasa y no masa muscular. La cetosis es un mecanismo que conocemos de manera reciente pues no fue hasta 1969 que se descubrió.

Por definición, la Cetosis es el estado metabólico en el que entra el organismo cuando se reducen sustancialmente o se eliminan los hidratos de carbono de la dieta (normalmente menos de 100 g al día al principio y menos de 40 gramos después de tres semanas) y las pequeñas reservas de glucosa del cuerpo se agotan, forzando al organismo a buscar una fuente alternativa de energía. Una de esas fuentes de energía alternativa es la grasa que acumulamos en el tejido adiposo, que puede ser usada como combustible por la mayoría de los tejidos del cuerpo humano. Sin embargo, no todos los órganos pueden usar directamente esta grasa como combustible. Por ejemplo, el cerebro y el sistema nervioso no pueden alimentarse de grasa... aunque si pueden hacerlo de cuerpos cetónicos.

Los cuerpos cetónicos son unas moléculas que se crean en la descomposición de la grasa en el hígado. Son utilizados por el organismo como energía derivada de la grasa, no procedente de carbohidratos, en algunos órganos como el cerebro. Cuando los cuerpos cetónicos se acumulan a un ritmo acelerado en el torrente sanguíneo provocan un estado metabólico llamado Cetosis.

Paralelamente a la creación de cuerpos cetónicos, el estado de Cetosis provoca una disminución en la utilización de la glucosa por el organismo y una disminución en el ritmo de uso de la proteína como energía. Por ello, muchas personas utilizan la dietas que inducen a la

Cetosis para perder grasa mientras mantienen intacta su masa muscular.

Lo primero que quiero decirle sobre la Cetosis es que se trata de un proceso natural y normal del cuerpo humano. No deje que nadie le diga lo contrario. No quiero entrar en detalles científicos, pero debe saber que el cuerpo humano es capaz de utilizar muchas materias primas como combustible y, aunque es cierto que el combustible que más fácilmente quemamos son los hidratos de carbono -porque se convierten con mucha facilidad en azúcar- también somos capaces de convertir la grasa en azúcar y la proteína en azúcar. Son, simplemente, procesos metabólicos distintos pero naturales y seguros todos ellos. Piénselo, si el cuerpo humano no fuese capaz de convertir la grasa en energía de manera natural, ¿para que se iba a esforzar en convertir todo el azúcar sobrante en grasa y almacenarla para su posterior uso?

Lo cierto es que la mayoría de nosotros entra en cetosis con relativa frecuencia, y no me refiero a personas siguiendo dietas concretas, sino a personas que hacen una vida normal. En efecto, es muy habitual entrar ligeramente en cetosis por la noche, mientras dormimos, especialmente si hacemos cenas ligeras, o si hacemos un ayuno prolongado de más de 12-15 horas.

Los distintos procesos del cuerpo humano requieren energía y nutrientes diversos. Los nutrientes vienen a durar en la sangre unas 3 horas desde que los ingerimos y la energía, del mismo modo, se agota en el torrente sanguíneo, quedando restos almacenados en el hígado y los músculos. Si hacemos una cena razonablemente ligera y nos vamos a la cama a dormir una hora después, nuestro cuerpo estará durante 9 o 10 horas en ayuno y es muy probable que se agoten la energía y los nutrientes en la sangre.

Sin embargo, no nos morimos cuando esto ocurre. El cuerpo sigue funcionando y nos despertamos a la mañana siguiente con más o menos hambre, en función de bastantes variables. Lo que ha ocurrido en muchos casos durante la noche es que el organismo ha entrado en cetosis y se ha puesto a utilizar parte de la grasa que tenemos almacenada como combustible para seguir funcionando. Del mismo modo, ha hecho uso de las reservas de nutrientes que tenía almacenadas. Sin duda habrá escuchado que la cena debe ser la comida más ligera del día para no engordar. Ahora ya sabe por qué. Si no elevamos en exceso el nivel de azúcar ni de insulina en la sangre antes de irnos a realizar un ayuno prolongado, lograremos quemar algo de grasa mientras dormimos. Ahora bien, las necesidades energéticas del organismo en reposo son bastante bajas, así que no espere perder esos michelines a base de dormir a pierna suelta.

Un inciso rápido. Ya le dije que algunas personas le advertirían de los problemas derivados de no comer hidratos de carbono y que la cantinela más habitual sería la del alimento necesario para el cerebro. Pues bien, no hace falta que le diga que la actividad cerebral durante el prolongado ayuno que supone irnos a dormir por la noche se mantiene y sus funciones se desarrollan con normalidad incluso ante la ausencia de ingesta de hidratos de carbono y utilizando combustibles adicionales para generar energía.

Lo cierto es que es la cantidad de glucosa, el azúcar que el cerebro necesita en circunstancias normales, es el equivalente a unos 100 gramos diarios de hidratos de carbono y es nuestro cuerpo el que convierte los hidratos de carbono, las grasas y las proteínas en azúcar para suplir esos 100 gramos sin la necesidad de ingerir hidratos de carbono. Hay poblaciones enteras que no toman hidratos de carbono por diversas circunstancias y sus cerebros funcionan con normalidad. No quiero entrar en detalles pero le garantizo que, por ejemplo, los esquimales no tienen nada sencillo encontrar plantas, cereales y frutas para su dieta diaria y sin embargo viven con normalidad, o al menos con la normalidad que supone vivir en esas regiones sin ingerir prácticamente hidratos de carbono.

Además, el organismo es capaz de modificar sus necesidades en función de los elementos que tiene a su alcance. Le acabo de decir que en circunstancias normales, el cerebro necesita el equivalente en glucosa a 100 gramos de hidratos de carbono y que el organismo es capaz de producir esta cantidad de glucosa sin ingerir carbohidratos. Pues bien, debe saber que una vez que entramos en cetosis el organismo va variando las necesidades de los distintos órganos. En el caso del cerebro, la necesidad de glucosa disminuye de 100 gramos de carbohidratos a 40 al cabo de tres semanas y, el resto de la energía que necesita la extrae de los cuerpos cetónicos. Es tan avanzado nuestro metabolismo que además de adaptar las necesidades energéticas de nuestros órganos, pasadas estas tres primeras semanas de cetosis, nuestro cuerpo deja de producir exceso de cuerpos cetónicos y pasa a producir únicamente los que necesita. Es importante que sepa que, si está usando tiras reactivas para medir el nivel de cuerpos cetónicos en la orina, con mucha probabilidad estos dejen de estar presentes en su orina al cabo de tres semanas más o menos dado que su organismo sólo estará produciendo los que vaya a utilizar y no habrá un exceso de ellos en sangre que deban ser eliminados por la orina, el aliento o el sudor. Además, esto destruye también el mito de que la Cetoacidosis Ácida es permanente en las personas en Cetosis. De manera sencilla, pasadas unas semanas desde que entramos en cetosis, el cuerpo no tiene que seguir preocupándose por regular la acidez de la sangre porque ya no hay exceso de cuerpos cetónicos en ella.

Otra cosa que debe saber, para poder argumentar a quien le quiera hacer creer que producir cuerpos cetónicos tiene algún efecto negativo en la salud de personas normales (no incluyendo a los diabéticos tipo I), es que incluso cuando no estamos en cetosis nuestro organismo sigue generando cuerpos cetónicos a menor nivel, y que estos cuerpos cetónicos son usados por el cerebro y el corazón.

Una vez aclarado esto, lo siguiente que tenemos que tener en cuenta es que el abuso del páncreas para segregar insulina en respuesta a la multitud de picos de azúcar que inducimos en el organismo acaba por dañar nuestro organismo y produce enfermedades como el síndrome metabólico, antesala de la diabetes tipo II, y la propia diabetes.

El síndrome metabólico es una condición médica que reúne una serie de características, una vez más de manera coloquial y no científica, que incluyen la resistencia a la insulina y el agrandamiento de la zona abdominal. Como resultado, el nivel de insulina en sangre nunca baja y por lo tanto no se deja de almacenar grasa que además no es posible utilizar como combustible a posteriori, pues no llega a liberarse de vuelta al torrente. Esto es muy frecuente en los jóvenes en Estados Unidos, debido principalmente al abuso de los refrescos, los zumos y los hidratos de carbono refinados, los procedentes de los cereales —y le recuerdo que el trigo es un cereal y el pan blanco es, básicamente, harina refinada de trigo.

Estos jóvenes, además de engordar, acaban desarrollando una diabetes tipo II dado que su páncreas pierde la capacidad de producir la insulina adecuada; la insulina que produce no es efectiva en el cuerpo y, por lo tanto, tienen que suplir esa carencia con medicación de por vida para evitar que su nivel de azúcar en sangre suba y se convierta en tóxico. Por supuesto, los diabéticos que se inyectan insulina de manera continuada tienen mucho más difícil perder la grasa almacenada.

En el lado opuesto del proceso tenemos la cetosis, que como he repetido ya varias veces, es el proceso mediante el cual el organismo quema la grasa almacenada usándola como combustible y que sólo es posible que se ponga en marcha cuando bajan tanto el nivel de azúcar como el de insulina en la sangre.

Como ya hemos dicho, en el proceso de conversión de grasa a energía se generan unos productos que el cuerpo puede utilizar como combustible o desechar cuando su presencia es excesiva, llamados cuerpos cetónicos. En inglés se denominan Ketones (literalmente Cetonas) y al proceso se le conoce como Ketosis (Cetosis). Le explico esto porque muchos artículos y productos que encontrará por todos lados hablan de Cetonas en lugar de cuerpos cetónicos, pero quieren decir lo mismo y esta definición es una variante procedente del inglés. En realidad, existen tres tipos distintos de cuerpos cetónicos, y se les conoce comúnmente como cetonas.

Los cuerpos cetónicos que no son necesarios se eliminan principalmente por la orina y el aliento, aunque también se pueden eliminar por el sudor. De ahí que tanto la orina como el aliento de las personas en cetosis huelan de una manera bastante intensa y particular. Algunas personas manifiestan tener sensación de aliento metálico cuando entran en cetosis. Para minimizar estos síntomas, lo que yo le recomiendo es beber bastante agua y así diluir las concentraciones de cuerpos cetónicos hasta el punto de hacer casi imperceptible la diferencia, si bien este método tiene el inconveniente de andar visitando el servicio con bastante frecuencia. Recuerde: Si no hay cuerpos cetónicos es su orina en las primeras tres semanas, no hay cetosis y si no hay cetosis, no hay, por lo general, pérdida significativa de grasa.

Aunque se ha hablado mucho sobre los cuerpos cetónicos y su idoneidad o no en el organismo, lo cierto es que recientemente se ha trabajado bastante con ellos en la investigación, incluso sobre enfermedades degenerativas del cerebro. En concreto, se ha descubierto que el cerebro puede alimentarse de estos cuerpos cetónicos —si bien sólo puede hacerlo al 75% y sigue necesitando algo de glucosa, que puede generar a partir de proteína y grasa también- y que en algunas enfermedades esto es muy esperanzador.

El Alzheimer es, de manera sencilla, una diabetes del cerebro. El cerebro pierde la capacidad de asimilar la glucosa y por lo tanto deja de funcionar con normalidad. Lo que la doctora Mary Newport descubrió cuando su marido contrajo Alzheimer es que, induciéndole a la cetosis y produciendo cuerpos cetónicos, su cerebro se volvía a alimentar con normalidad y, no sólo consiguió detener el avance de la enfermedad, sino que además hizo que algunos síntomas retrocedieran de manera significativa según explica en su libro "Cetonas: ¿Y si hubiese una cura para el Alzheimer?". Ella y una legión de seguidores a nivel mundial usan la cetosis como remedio natural contra el Alzheimer y otras enfermedades neuronales.

Pero no son sólo los enfermos de Alzheimer y otras enfermedades neuronales los que se benefician de los cuerpos cetónicos en la sangre, sino que parece que además benefician la salud de la embarazada y de su feto, pues este puede llegar a consumir hasta un 50% de sus necesidades energéticas por este medio de manera más eficiente. Los estados de cetosis controlada también se han descrito eficaces en algunas publicaciones para frenar el crecimiento de células tumorales.

Por otro lado, desde 1920 se viene aplicando con magníficos resultados dietas cetogénicas a pacientes de epilepsia, sobre todo a niños. Actualmente, la evidencia preliminar indica que las dietas bajas en hidratos de carbono que inducen la Cetosis pueden tener aplicaciones terapéuticas en casos de problemas respiratorios, algunos tipos de cáncer pediátrico e incluso posiblemente en traumatismos craneoencefálicos.

Las características que habitualmente se atribuyen al estado de cetosis, entre ellas la supresión del apetito y la sensación de bienestar, han hecho que este estado metabólico se vuelva un pilar fundamental de la mayoría de dietas para el control del peso.

En realidad, hay algunos tejidos que no pueden alimentarse de grasa, como algunas partes del sistema nervioso y ciertas células sanguíneas. En estos casos, el organismo recurre a las proteínas para generar el alimento de esos tejidos. Una de las funciones primordiales de los cuerpos cetónicos es reducir las necesidades de glucosa y ahorrar proteínas. Por otro lado, es importantísimo equilibrar la falta de hidratos de carbono en la dieta con proteínas. Por ello, en su plan nutricional, el aporte de proteína y grasa es fundamental. ¿Recuerda que le dije que se podía perder peso sin perder grasa y que esto era nefasto para la salud? Las dietas hipocalóricas, las que reducen las calorías ingeridas y se basan mucho en vegetales con mucha agua y poco nutriente, consiguen exactamente eso. El organismo, al no disponer de las proteínas necesarias para su correcto funcionamiento, usa las proteínas existentes en sus propios tejidos, principalmente en los músculos y las vísceras, con los graves problemas que esto conlleva al debilitar significativamente su cuerpo. Debe usted saber que se puede llegar a morir si la masa muscular desciende de ciertos umbrales. Por el contrario, incluso si perdiera toda la grasa almacenada en su tejido adiposo, como hacen los culturistas, su organismo no correría riesgo alguno. Si quiere hacerse una idea visual de lo que le estoy diciendo, pregúntese esto: ¿Conozco a algún vegetariano que tenga una masa muscular decente?

En general, parece que los cuerpos cetónicos han demostrado ser un combustible más eficiente que la glucosa para el cerebro, reduciendo el consumo de oxígeno hasta en un 25% y generando por tanto menos radicales libres que son, por decirlo de una manera sencilla, las sustancias que nos oxidan. Todo esto dicho de manera clara es que la cetosis, a través de los cuerpos cetónicos, economiza la energía que necesitamos y protege las proteínas de nuestro organismo, evitando que consumamos nuestro propio tejido muscular y visceral al entrar en este estado.

Aunque todo esto le parezca muy sencillo –que es mi objetivo final- no es tan fácil entrar en cetosis y mantenerse de una manera continuada como puede parecer. Hay personas, yo entre ellas, que necesitan de dos, tres o incluso cuatro días para entrar y mantenerse en estado de cetosis. Esto depende de diversos factores como la cantidad de glucosa que tengamos en nuestro organismo cuando empecemos con el plan que hemos diseñado para entrar en cetosis. También depende de su masa corporal y de la cantidad de energía que su organismo necesite. Obviamente, incrementar el consumo de energía (por ejemplo andando unas horas al día o realizando algo de deporte) nos hará entrar en cetosis antes. En cualquier caso, realizar ejercicio cardiovascular en las primeras semanas de estado de cetosis sin aportar nada de carbohidratos está absolutamente desaconsejado por todas partes. Lo normal es entrar en un estado de cetosis real en el que el organismo utiliza solamente grasa para generar la mayor parte de la energía que necesita al tercer día de restricción de hidratos de carbono.

Como es lógico, saltarse su plan y caer en las tentaciones es mucho más fácil durante estos primeros días, por eso le haré hincapié varias veces en que esté mentalmente preparado para estos primeros días. Si ha sido fumador y ha dejado de fumar, entenderá mejor lo que le estoy diciendo. Los primeros días de dejar el tabaco son los problemáticos. Después, el camino es mucho más sencillo. En la cetosis, ocurre exactamente lo mismo. Sin embargo, al contrario que con la nicotina, si así lo desea, puede preparar su cuerpo durante una semana reduciendo paulatinamente los aportes de hidratos de carbono y de este modo cuando quiera entrar en cetosis le resultará mucho más sencillo pues el glucógeno almacenado en sus músculos e hígado será menor y por lo tanto se gastará antes.

Para algunas personas, esos dos o tres primeros días antes de entrar en cetosis pueden ser incómodos y conllevar los síntomas que antes le detallé sobre el déficit energético, que son pasar hambre, tener sensación de cansancio y, en menor medida, sufrir pequeños mareos y dolores de cabeza. Otras personas, sin embargo, no sienten ninguno de estos síntomas. Muchas personas me han preguntado cómo llevé yo estos síntomas, pero lo cierto es que duran tan poco tiempo, si es que llegan a manifestarse, que a mí no me resultó complicado. No recuerdo sentir ninguno de ellos con intensidad. Le diría que un 90% del éxito se encuentra en su mente y su actitud mental con respecto a estos días. Prepárese, mentalícese y aguante los síntomas si es que llegan a manifestarse sabiendo que son transitorios y desaparecerán en muy poco tiempo.

Yo recuerdo pasar algo de hambre quizás el primer día y algún que otro mareo que duraba unos pocos segundos, sobre todo cuando pasaba muchas horas delante del ordenador, pero no tuve ni sensación de cansancio ni dolores de cabeza, al menos no de manera notable. Usted debe estar preparado mentalmente para combatir cualquiera de estos cuatro síntomas cuando vaya a comenzar con su plan nutricional que le lleve a conseguir su objetivo de adelgazar.

Como ya le he dicho, estos síntomas se pueden manifestar de manera efímera durante los primeros días hasta que su cuerpo se habitúa a entrar y mantenerse en cetosis de manera continuada. Un amigo de Canarias me preguntó acerca de los mareos porque él los sufría con cierta intensidad los primeros días según me dijo, pero lo cierto es que meses después, y habiendo perdido más de 40 kilos, cuando hable con él ya ni se acordaba de los mareos iniciales.

Prepárese mentalmente para los síntomas interiorizando que todos ellos son efímeros, que duran muy poco tiempo, y que no conllevan riesgo alguno para su salud. Nadie se ha muerto nunca por tener hambre, ni por sufrir un leve mareo, ni mucho menos por estar ligeramente cansado. Para mí ha funcionado muy bien tomar el multivitamínico dos veces al día (al levantarme por la mañana y al mediodía) y adoptar un plan nutricional en el que se realizan muchas comidas al día (hasta siete) consistentes en pequeñas dosis de proteína y grasa, por lo que no puedo más que recomendarle que haga algo similar adecuado a sus necesidades para no sentir hambre ni tener un déficit nutricional.

Una vez que entre en cetosis, comprobará que los síntomas desaparecen y que recupera sus fuerzas de inmediato. Si me apura, le diría que yo me siento más energético cuando estoy en cetosis, algo que la mayoría de las personas declaran sentir también. Además, al estar en estado de cetosis el apetito disminuye y la sensación de hambre desaparece. ¿Recuerda que le dije que comía más porque estaba engordando y no al revés? Bueno, pues con la cetosis ocurre exactamente lo contrario, come menos porque está adelgazando, que no es lo mismo que adelgazar por comer menos. Cuando comience a adelgazar desaparecerá la sensación de hambre y, lógicamente, al desaparecer la sensación de hambre comerá menos. Cuando su cuerpo pueda utilizar la grasa que tiene almacenada como combustible de manera eficiente dejará de mandarle señales para que coma. Créame, perder peso sin pasar hambre es una sensación espectacular y debe ser uno de los pilares de su plan nutricional.

Como acabamos de ver, los cuerpos cetónicos en la sangre elevan la acidez de la misma. Esto, para la mayoría de las personas, no es un problema dado que el organismo tiene mecanismos para regular la acidez, sin embargo, para los diabéticos de tipo I o insulinodependientes, cuyos organismos no pueden regular la cantidad de cuerpos cetónicos en la sangre, estos podrían alcanzar niveles tóxicos, por lo que si es usted diabético tipo I o insulinodependiente, ya conoce los problemas que para usted supone la cetoacidosis diabética y desde luego entenderá que no debe tratar de entrar en cetosis y mucho menos de manera continuada sin la supervisión estricta de un especialista.

En cualquier caso y para acabar con cualquier miedo que pudiesen infundirle acerca de este estado, debe saber que para salir del estado de cetosis basta con tomarse una pieza de fruta, por lo que, llegado el caso y si realmente notase que su salud se resintiese de algún modo -algo que es bastante poco probable- lo único que tendría que hacer para salir de este estado y volver a la supuesta normalidad sería tomarse un plátano o algo parecido. Prácticamente cualquier fruta le aportará suficiente azúcar para salir de inmediato del estado de cetosis, lo que no deja de ser una prueba de que la fruta nos proporciona mucha más azúcar de la que necesitamos. ¿De verdad no va a probar la cetosis pudiendo dejarlo de una manera tan rápida y sencilla como es comerse por ejemplo un plátano o un melocotón? Ni que decir tiene que cualquier otro alimento rico en hidratos de carbono, especialmente refinados, le hará salir de la cetosis también al elevar los niveles de azúcar e insulina en sangre de manera inmediata. Hágame caso, haga la prueba y luego decida si esto es para usted.

Si me hace caso y decide seguir adelante, debe tener en cuenta una cosa muy importante. Adelgazar es una carrera de fondo, no un sprint. De nada sirve que tenga un inicio fulgurante si después no es capaz de aguantar el ritmo. Ahora acaba de ver lo sencillo que es salir del estado de cetosis y esto es muy importante tenerlo siempre presente. Piense que es probable que le cueste varios días entrar en este estado y, cuando por fin lo haya conseguido, si se sale de su plan nutricional, aunque sólo sea para probar un pequeño bocado de algo que no debiera, muy probablemente saldrá de la cetosis y todo su esfuerzo de los días previos habrá sido en vano. Soy consciente, por experiencia propia, de lo difícil que es decir no a una gran parte de lo que nos ofrecen, pero es necesario mantenerse en el camino correcto para lograr su objetivo.

Deje que le de algunas buenas noticias con respecto a la cetosis para animarle. El estado de cetosis no es uniforme en el tiempo, sino que varía cuando pasan los días. Los dos o tres primeros días nuestro organismo tiene unas necesidades concretas. Las siguientes tres semanas nuestro organismo tiene otras necesidades y, finalmente a partir de ese momento, las necesidades del organismo vuelven a cambiar. En efecto, los tejidos que se alimentan de grasa y de cuerpos cetónicos van adaptando sus necesidades energéticas y sus fuentes de energía, y los que necesitan azúcar también. Así, su cerebro que ya le he dicho que necesita obtener energía equivalente a unos 100 gramos de glucosa, a partir de la tercera semana ya sólo necesitará unos 40 gramos, y su organismo es capaz de producir estos 40 gramos de glucosa en el hígado a partir de la propia grasa, sin necesidad de ingerir ni un solo gramo de carbohidratos.

Otra consecuencia de este cambio de necesidades es que algunos tejidos que se habían empezado a alimentar de cuerpos cetónicos empiezan a alimentarse directamente de la grasa. Como consecuencia, el organismo produce menos cuerpos cetónicos porque descompone menos grasa para ello y la cantidad de los mismos baja, mitigando los síntomas producidos por la secreción de dichos cuerpos en el aliento y en la orina. Además, las necesidades de energía procedente de la proteína bajan también y resulta más sencillo mantener y generar masa muscular, lo que acelera su metabolismo y le permite ingerir más nutrientes en cada ingesta.

Llegados a ese punto, su cuerpo utilizará aproximadamente 125 gramos de grasa almacenada diaria para generar energía, lo que le permitirá seguir perdiendo grasa a un ritmo aproximado de un kilo cada ocho días incluso después de haber perdido una buena parte de la que tuviese almacenada. En este punto, si aumenta sus necesidades energéticas, practicando por ejemplo ejercicio de alta intensidad a intervalos o incluso caminando, logrará perder todavía más grasa diariamente.

Un último apunte sobre la cetosis: para estar seguro de que ha entrado en cetosis, sobre todo en los primeros días, la manera más sencilla es mediante unas tiras de test para la orina que puede comprar fácilmente en Internet o en algunas farmacias (le dejo los enlaces donde siempre). El bote de 100 tiras de test cuesta en torno a 10€ o 15€ en Internet y es muy fácil de utilizar. Basta con poner la punta de la tira de papel en contacto con la orina para saber la cantidad de cuerpos cetónicos que tenemos en nuestra orina (o la ausencia de los mismos), mediante una simple escala de colores. Si se ha decidido a poner en práctica un plan nutricional basado en una dieta baja en carbohidratos, le recomiendo que comience por comprar uno de estos botes para tener el control absoluto del modo en que está funcionando su cuerpo en cada momento, sobre todo al principio. Debe tener en cuenta, sin embargo, que una vez pasadas las primeras semanas en cetosis, es muy posible que usted mantenga este estado mostrando concentraciones muy bajas o inexistentes de cuerpos cetónicos en la orina por los motivos que antes le expliqué. En ese punto, la muestra de orina debe tomarse nada más levantarse, dado que el pico de producción de cuerpos cetónicos se dará de madrugada y aun así, es muy probable que no haya restos de cuerpos cetónicos en su orina. No se preocupe, como le he explicado, su organismo ajusta durante las dos o tres primeras semanas la cantidad de cuerpos cetónicos que produce para ajustarla al máximo a sus necesidades reales. Si no expulsa cuerpos cetónicos quiere decir que está produciendo los estrictamente necesarios, y esto son magníficas noticias.

Los Planes Nutricionales Bajos en Hidratos de Carbono

Me imagino que a estas alturas ya habrá asimilado que lo que necesita hacer para perder peso de manera sana y efectiva, eliminando grasa acumulada, es reducir o incluso eliminar por completo la ingesta de hidratos de carbono de su dieta habitual, especialmente los carbohidratos refinados. Sin embargo, hacer esto puede no resultarle sencillo ni agradable si no sabe bien lo que está haciendo.

Afortunadamente, existen muchas dietas bajas en hidratos de carbono que puede usted investigar para diseñar su plan nutricional. En breve voy a comentarle un poco acerca de cada una de ellas, pero antes, quiero que comprenda cuáles son sus verdaderas necesidades energéticas.

Para empezar, deseche cualquier dieta, plan o menú realizado en serie para todo el mundo igual. Lo mismo le digo de los preparados y sobres de batido para dietas. Como es lógico, cada persona tiene unas necesidades energéticas distintas y esas necesidades varían en función de la actividad que se realiza y de la masa corporal de cada uno. Del mismo modo que un pesado vehículo todoterreno gasta más combustible que un utilitario pequeño al realizar el mismo recorrido, el cuerpo de una persona con más peso necesita más energía que el de una persona con menos peso, especialmente si el peso es muscular. La actividad física es también determinante, del mismo modo que lo es la velocidad cuando hablamos del consumo de los automóviles. Pero no sólo el peso (la masa corporal) y la actividad física son determinantes para calcular sus necesidades energéticas, sino que también lo es la proporción de grasa y músculo que tiene en su cuerpo. Los músculos necesitan combustible para funcionar, pero la grasa acumulada no necesita nada para estar almacenada en su tejido adiposo.

Por lo tanto, si le pasan una dieta que le ha funcionado a una persona, esto no es ni mucho menos una garantía de que a usted le vaya a funcionar también, salvo que dicha persona sea un clon suyo en cuanto a peso, intensidad de actividad física y porcentaje de grasa y músculo. Lo lógico es que sea usted mismo quien elabore su propio plan nutricional en función de sus necesidades, pues nadie conoce como usted su propio cuerpo y su rutina diaria.

Al principio del libro, mientras le contaba mi experiencia perdiendo 35 kilos en unos meses, le dije que utilizaba una báscula bastante avanzada y ahora le recomiendo, si no tiene una, que la compre o que al menos adquiera un medidor de grasa corporal. Lo idóneo es una báscula avanzada porque, además de calcular el porcentaje de grasa corporal le calculará entre otras cosas el porcentaje de músculo esquelético, mientras que el medidor de grasa corporal sólo le calculará el porcentaje de grasa. El músculo esquelético es el que forma nuestra estructura y no el que tenemos en los órganos como por ejemplo el corazón. Otras ventajas de una báscula avanzada es que puede calcular con bastante exactitud el índice de masa corporal, el porcentaje de grasa visceral y su metabolismo basal, esto es, el consumo energético que su cuerpo necesita al día estando en reposo. Las básculas tetrapolares (las que tienen sensores en las piernas y las manos) son mucho más exactas que las bipolares (las que sólo tienen sensores en los pies).

Ahora que hablamos del metabolismo basal, aprovecho para recordarle que lo único que puede hacer para aumentar su metabolismo basal de manera significativa y natural es incrementar su masa muscular. No hay ningún otro método natural sin efectos secundarios. De modo que si quiere aumentar la cantidad de energía que su cuerpo necesita para poder tomar raciones más grandes, necesariamente debe ganar músculo a la par que pierde grasa.

Como es lógico, antes de poder calcular sus necesidades energéticas deberá conocer con cierta exactitud su peso y, al menos, una aproximación al ratio de grasa y músculo que tiene. Ahora voy a explicarle como calcular sus necesidades energéticas para preparar su propio plan nutricional.

Existen diversos métodos aceptados para realizar este cálculo. En mi experiencia, al utilizar unos u otros, en el caso de las personas que tienen que eliminar mucha grasa acumulada, los resultados son muy similares. Yo voy a utilizar unas recomendaciones concretas para ilustrar los ejemplos en el libro.

Estas recomendaciones se basan en La Isodieta y son descubrimiento de Jaime Brugos, sin perjuicio de que luego le explique el resto de planes que existen. De todos modos, como uno de mis objetivos con este libro era ponerle las cosas sencillas, en una de las secciones de la página web del libro (www.adelgazarsinmilagros.com) he incluido una calculadora para que le resulte sencillo obtener esta información al introducir sus datos. Visite ahora la web para calcular sus necesidades energéticas en la sección "calculadora de nutrientes", independientemente de si se ha decidido a comenzar ya su nuevo plan nutricional o no. Al menos, con esta información y mirando la composición de los productos que consume, será consciente de si está ingiriendo más energía y nutrientes de los que necesita o menos, y por tanto acumulando más grasa, o no.

Vamos a ver como se calcula de manera manual la necesidad energética de una persona: Según la Isodieta, si usted tiene una cantidad alta de grasa y baja de músculo, que es la composición normal de las personas que necesitan perder bastante peso, necesitará en torno a un gramo de proteína y medio gramo de grasa por cada kilo de peso al día para cubrir sus necesidades nutricionales. Si, por ejemplo, pesa usted 100 kilos, necesitará 100 gramos de proteína y 50 gramos de grasa al día. Si pesa 90 kilos, necesitará 90 gramos de proteína y 45 gramos de grasa diaria, siempre teniendo en cuenta que hablamos de que su cuerpo tiene más grasa acumulada que músculo esquelético. Esto es lo que su cuerpo necesita para alimentar sus células y evitar un déficit energético que se supla con las proteínas de su propio cuerpo utilizando la medición que propone la Isodieta.

En los estudios sobre dietas cetogénicas, se aconseja utilizar aproximadamente de 1,5 a 1,75 gramos de proteína diaria por cada kilo de peso ideal. En mi caso, cuando pesaba 113 Kg, según la Isodieta debía consumir 113 gramos de proteínas. Según esta otra fórmula y considerando mi teórico peso ideal según las tablas 70Kg, debía tomar de 105 a 122 gramos diarios (la media es 113,5 gr). Como verá, con dos fórmulas distintas he llegado al mismo resultado. A mí me gusta más el método de la Isodieta porque además de calcular proteínas calcula grasas y no se basa en un valor fijo, sino en un valor variable que va cambiando conforme nuestro peso cambia y la composición de nuestra masa corporal gana músculo y pierde grasa.

Por regla general, las carnes aportan de media unos 20 gramos de proteína por cada 100 gramos de carne, algo menos el cerdo y el pollo que el buey, el pavo o la ternera y las cantidades de grasa varían de una a otra y en función del corte. Pero de todos modos, le recomiendo que mire las tablas de composición de alimentos de todo lo que consuma. Si consume productos frescos, que es mi recomendación, puede encontrar estas tablas en la sección "tablas de valores nutricionales" de las herramientas de la web del libro www.adelgazarsinmilagros.com.

Según la Isodieta, conforme vaya eliminando grasa y formando músculo, necesitará ir aumentando las dosis de manera lineal hasta llegar a los 2 gramos de proteína y 1 gramo de grasa diarios por kilo de peso cuando tenga mucho más músculo que grasa. Si se fija, conforme se acerca a su peso ideal se aproxima a la fórmula que antes le expliqué. De manera que, y esto creo que le gustará bastante, conforme pierda grasa y gane masa muscular, podrá aumentar sus dosis y comer más sin engordar.

¿Se ha preguntado alguna vez porqué las personas con poca o ninguna grasa pueden comer mucho más que usted sin engordar? Básicamente, porque sus necesidades nutricionales son mayores dado que sus músculos representan la mayor parte de su masa y estos necesitan nutrirse de manera continuada, lo que hace que su metabolismo sea mucho más acelerado que el de una persona con mayor porcentaje de grasa corporal. Todos tenemos algún amigo o amiga que luce una estupenda figura, con musculación bien definida, y come lo mismo o más que nosotros, y, sin embargo, no parece que acumulen grasa. Digamos, por poner un símil futbolístico, que empezaron el partido con ventaja y por eso se lo pueden permitir. Su objetivo debe ser conseguir esa misma ventaja, la que supone tener mucho más músculo que grasa, para poder jugar en las mismas condiciones que su amigo.

Quiero parar en este punto un momento para aclararle algo. Cuando le digo que tiene que ganar masa muscular y perder grasa para adelgazar de manera efectiva, no me estoy refiriendo a que incremente sus bíceps de manera exclusiva si es un hombre o tonifique sus glúteos si es una mujer. En realidad, son los grupos musculares más grandes del cuerpo los que marcan la diferencia. Piense en los abdominales o los cuádriceps. Conseguirá mejores resultados si consigue balancear su masa muscular a lo largo de su cuerpo en lugar de tratar de desarrollar un grupo muscular concreto. Recuerde que para el desarrollo de los músculos se necesita, además del aporte de proteína y grasa que le recomiendo, practicar ejercicio concentrado, o sea, repeticiones del ejercicio hasta la extenuación del músculo, hasta que este no pueda más y flaquee. Esto le producirá agujetas a la par que le creará masa muscular. Si no tiene agujetas, lo más probable es que no consiga aumentar significativamente su masa muscular en un período razonable de tiempo.

En cuanto al aporte energético, bastantes personas le dirán que los hidratos de carbono son el combustible más eficiente para el cuerpo, pero esto es sólo cierto a medias por dos motivos. Primero, porque su asimilación es muy rápida y por lo tanto todo el excedente que no puede almacenarse en el hígado o en los músculos se convierte en grasa de manera casi inmediata y, segundo, porque su aporte calórico por gramo es menor que el de la grasa. En efecto, la grasa aporta 9 calorías por gramo mientras que los hidratos de carbono aportan 4 calorías, exactamente las mismas que las proteínas, con la diferencia que tanto las grasas como las proteínas (especialmente el caseinato cálcico), son de lenta absorción, lo que permite una mayor asimilación por el organismo y un flujo de nutrientes en la sangre durante más tiempo.

El cuerpo humano promedio puede asimilar unos 20 gramos de proteína de alta calidad como máximo por ingesta, o sea, el equivalente a unos 100 gramos de carne. Por lo tanto, nutricionalmente hablando, tomarse un filete de 300 o 400 gramos de ternera o buey no aporta más que uno de 100 gramos y sí nos produce un estrés adicional en el organismo que tratará de eliminar o convertir en grasas los excesos. Soy el primero que disfruta de un buen bistec de corte ancho, porque me gusta comer y me encanta la carne, pero también soy consciente de que es un exceso, así que trato de hacer algo novedoso que aprendí en la Isodieta. Parto el bistec en 2 o 3 pedazos, en función de su tamaño, y me lo como en dos o tres veces a lo largo del día o de un par de días. De este modo, lo disfruto entero y, además, mi cuerpo asimila todo lo que la carne tiene que ofrecerme, que es mucho. Lógicamente, lo parto antes de cocinarlo y lo voy cocinando según lo voy necesitando.

Veamos un ejemplo práctico para que vea lo sencillo que resulta, en realidad, adelgazar. Supongamos una persona que pesa 90 kilos y tiene más grasa que músculo y quiere perder peso. Sus necesidades nutricionales reales son —siguiendo las pautas de la Isodieta- 90 gramos de proteína al día y 45 gramos de grasa. Para hacer un aporte óptimo de nutrientes, esta persona realiza 6 ingestas al día, por lo que cada ingesta se compone de unos 15 gramos de proteína y unos 8 gramos de grasa. Como es lógico, no hace falta hilar tan fino en los gramos, pero si aproximarse. Por ejemplo, una lata redonda de atún en aceite de oliva de tamaño estándar (67 gramos escurridos) contiene unos 17 gramos de proteína y 10 gramos de grasa, y es perfectamente válida para realizar una de estas ingestas de las que hablo. 80 o 100 gramos de carne de ternera o buey con un poco de lechuga regada en aceite de oliva virgen contienen más o menos lo mismo y puede ser también una ingesta válida. Lógicamente, si hace ingestas con batidos de proteínas y grasa, ahí puede esmerarse más y calcular con detalle sus raciones en función de sus necesidades.

Lo que quiero que entienda es que estos valores son importantes como guía, pero en la vida real resulta prácticamente imposible conseguir cortes de carne o pescado de un peso exacto ni chorros medidos de aceite de oliva. Intente aproximarse al máximo a estos valores, pero no se preocupe si no son perfectos. Lo que voy a decirle a continuación no lo oirá de nadie más que le hable de dietas ni de adelgazar, pero yo si se lo voy a decir porque lo tengo más que comprobado: cuando haga sus cálculos, mejor pasarse ligeramente que no llegar. Su objetivo es adelgazar, no desnutrirse. Como comprenderá, la palabra "ligeramente" juega un papel importante en esta aseveración.

Pues bien, volviendo al ejemplo que acabo de ponerle, esos 90 gramos de proteína al día y 45 gramos de grasa le van a proporcionar a esta persona unas 750 calorías diarias (90 gramos x 4 calorías = 360 calorías de la proteína + 45 gramos x 9 calorías = 405 calorías de la grasa). Redondee al alza por las calorías que obtiene de cualquier verdura que use como acompañamiento, así como de los cálculos ligeramente al alza en sus porciones y, obtendrá una ingesta energética de unas 1.000 calorías o más. Si el metabolismo basal de esta persona es medianamente normal, estará entre 1.600 y 2.000 calorías al día, por lo que el déficit energético se suplirá con las reservas que tiene acumuladas a través de la cetosis. ¿Cree usted que esta persona pasaría hambre comiendo 6 veces al día a base de carne, pescado, huevos, queso y, en general, otros alimentos ricos en proteína y grasa? Yo le garantizo que no y, sin embargo, la ingesta calórica es mucho más reducida que en las dietas "variadas" a base de carbohidratos como el arroz blanco o la pasta y las frutas y verduras. Esta, y no otra, es la forma eficiente de quemar grasa y alcanzar su objetivo de adelgazar estando perfectamente nutrido y manteniendo o aumentando su masa muscular. No es suficiente con realizar una ingesta reducida de calorías, sino que esas calorías deben provenir de los alimentos que nos nutren y mantienen nuestro organismo trabajando de manera óptima y, además, deben venir repartidas en varias comidas, para que el organismo las pueda asimilar con facilidad.

Le voy a contar un ejemplo que creo que es bastante esclarecedor. En unos estudios realizados entre 1950 y 1960 se puso a un grupo a seguir una dieta cetogénica (sin hidratos de carbono y rica en grasas) que aportaba 2.600 calorías diarias y a otro grupo a seguir una dieta "equilibrada" (baja en grasas y rica en hidratos de carbono) que aportaba 2.000 calorías al día, 600 calorías menos que la dieta cetogénica, casi un 25% menos de calorías. ¿Sabe que grupo consiguió perder peso? Contrariamente a lo que los investigadores esperaban, el grupo que ingería más calorías, el de la dieta cetogénica, perdió peso y el de la dieta "equilibrada" lo ganó. Como verá, no todo es contar las calorías, sino conocer de dónde proceden.

Una vez que ha comprendido cuales son, en realidad, sus necesidades nutricionales, está preparado para diseñar su propio plan nutricional. Repasemos brevemente lo que sabe ahora al respecto de la elaboración de su plan nutricional para tenerlo claro en la cabeza. En primer lugar, debe observar con atención lo que come, los valores nutricionales de la comida y su composición y no dejarse llevar por los tópicos, por los nombres de los alimentos, o por lo que crea de ellos. Anoche mismo fui a utilizar un aderezo mexicano picante en una carne que me estaba haciendo. Aunque se trataba de unos polvos picantes, en el último momento se me ocurrió mirar la composición, sólo para descubrir que se trataba, en un 65%, de puro azúcar de mesa.

En segundo lugar, debe evitar los trucos de los fabricantes de alimentos, sobre todo los referentes a los alimentos "light", "desnatados", "sin azúcar" y "ricos en proteínas". Debe conocer con cierta exactitud la cantidad de proteínas y grasas que tiene cada alimento que ingiere y además ser capaz de diferenciar si la proteína proviene de fuentes que el cuerpo humano utiliza con facilidad (carne, pescado, huevos, etc.) o de proteínas de bajo valor biológico para el organismo, como las procedentes de la soja.

En tercer lugar, debe conocer también cuáles son sus necesidades nutricionales y, en base a esas necesidades, crear un plan que le aporte, al menos, los nutrientes que necesita su organismo creando cierto déficit energético que le haga quemar las reservas de combustible que durante tanto tiempo se ha esmerado en acumular. Si sigue estos consejos adecuadamente, le garantizo que adelgazará de forma rápida, sana y eficaz y modificará su metabolismo para mantener esa pérdida de peso.

Vamos a repasar ahora algunas de esas dietas bajas en hidratos de carbono y lo que podemos deducir de cada una de ellas en orden alfabético:

Dieta Atkins

Esta dieta, creada por el cardiólogo y nutricionista norteamericano Robert C. Atkins, es una de las más antiguas que ahora están en uso. Sin embargo, esto se debe principalmente a que, desde la muerte del Dr. Atkins en 2003, la compañía que explota sus obras y derechos la ha flexibilizado y la ha hecho más sencilla de seguir. La dieta Atkins original promovía el consumo de grasa con cierto aporte de proteínas y sin tomar prácticamente carbohidratos.

Aunque la dieta comenzó como un plan nutricional basado mayoritariamente en las grasas, en las últimas ediciones y revisiones, la proteína ha empezado a adquirir un papel mucho más importante y por tanto se han corregido ciertas carencias iniciales. El Dr. Atkins sufrió un incidente cardiovascular a los 72 años y, posteriormente, murió a los 73 años de un accidente al resbalar en una calle helada de Nueva York. Algunos opositores a sus libros -en su mayoría seguidores de las teorías que apuntan a la grasa como el causante de los problemas coronarios- usaron su problema de salud para asociarlo a su dieta. Sin embargo, según han manifestado diversos cardiólogos que estudiaron su caso, el accidente cardiovascular que sufrió antes de morir no tenía relación alguna con su nutrición y fue producto de una patología congénita que arrastraba desde que nació.

La (nueva) dieta Atkins se compone actualmente de 4 fases:

1. **Inducción:** Es la fase más restrictiva y dura unas dos semanas. Está diseñada para que el organismo entre en cetosis de una manera rápida. En esta fase se recomienda no hacer deporte y es en la fase en la que más rápidamente se

pierden los kilos. Prácticamente durante toda la fase se está en cetosis.

2. **Pérdida de Peso Continuada:** Esta segunda fase consiste en un pequeño incremento de las ingestas de hidratos de carbono. Esta fase dura hasta que se llega a estar a 5 Kg del objetivo final de peso. En esta fase se entra con frecuencia en cetosis.

3. **Pre-Mantenimiento**: La tercera fase vuelve a incrementar los hidratos de carbono a condición de que si se deja de perder peso se vuelvan a restringir. En esta fase se continúa hasta que se alcanza el objetivo de peso. En esta fase ya no se entra prácticamente en cetosis nunca.

4. **Mantenimiento Vitalicio:** La última fase consiste en llevar a la práctica de por vida todo lo aprendido en las fases anteriores.

En mi opinión hay algunas lagunas en esta dieta. Para empezar, esta dieta nos recomienda que comamos tres veces al día de forma copiosa o entre cinco y seis veces de manera más moderada. Además, limita la cantidad de carbohidratos pero no limita, al menos de manera clara, ni las grasas ni las proteínas. Un exceso de grasa y/o de proteína nos puede hacer engordar del mismo modo y, además, nos llevará a someter al organismo a un estrés adicional para la eliminación del sobrante. Además, el tema de las fases no lo veo tan claro. Es, por poner un símil, como si para dejar de fumar haya que dejar de fumar de golpe primero, luego fumar un poco, y luego fumar un poco más. Además, la idea de "coma las veces que quiera, ya sean 3 o 6", va en contra de todo lo que sabemos ahora sobre la nutrición. Incluso los nutricionistas que están en contra de las dietas bajas en carbohidratos están de acuerdo en que lo idóneo es realizar un mínimo de 5 comidas al día. Después de todo, la capacidad del organismo de asimilar nutrientes y la duración de estos nutrientes en la sangre son hechos probados y cualquier indicación al contrario carece de sentido.

Dieta Dukan

La dieta Dukan es una de las más populares hoy en día. Su popularidad se basa en su sencillez de conceptos y en ciertos momentos de "barra libre" en los que se puede hacer, más o menos, lo que se quiera. Su creador es el médico nutricionista francés Pierre Dukan. Aunque Dukan lleva casi 30 años promocionando su dieta, no fue hasta que publicó su libro "La Dieta Dukan" en 2000 que alcanzó popularidad real. En general, la dieta permite unos 100 alimentos dentro de sus distintas fases.

La controversia está presente en esta dieta y más en concreto con su creador, desde que una cadena de televisión realizara un reportaje sobre él, sus productos y sus métodos, dejando en entredicho algunas de las suposiciones que se tenían por ciertas hasta entonces, incluyendo la veracidad de su titulación. Sin embargo, existe un gran número de seguidores que, pese a lo expuesto en el programa televisivo, siguen defendiendo a ultranza sus enseñanzas.

Esta dieta, al igual que la dieta Atkins, se compone de 4 fases:

1. **Fase de Ataque**: Diseñada específicamente para que los dietistas pierdan 2 o 3 kilos de manera rápida en una semana modificando su metabolismo. En esta fase, se puede comer tanto como se quiera de una lista de 72 alimentos ricos en proteínas. Lógicamente, se persigue entrar en cetosis en esta fase.

2. **Fase de Crucero**: En esta fase, se introducen 28 vegetales. Si se incrementa el peso en esta fase, se eliminan algunos alimentos introducidos. Teóricamente, se pierde un kilo por semana en esta fase. La idea es aportar carbohidratos sin que sean suficientes para sacarnos de la cetosis.

3. **Fase de Consolidación**: La tercera fase es la que la mayoría de la gente hace con satisfacción. Se trata de

seguir las pautas de la fase anterior durante 5 días a la semana y, en los dos días restantes comer básicamente lo que se quiera. Ya le anticipo que este es uno de los Talones de Aquiles de este plan nutricional, pues es un modelo de dieta cetogénica que sólo es válido para perfiles deportivos.

4. **Fase de Estabilización**: La última fase consiste en comer lo que se quiera pero siguiendo unas reglas concretas:

     a. Un día a la semana comer únicamente proteína
     b. Comer cereales integrales
     c. Comprometerse a usar las escaleras
     d. Vigilar el índice glucémico de los carbohidratos que se consumen

Yo opino que esta dieta presenta algunos problemas de base que he observado en gente alrededor mía que la ha seguido. Para empezar, la idea de comer toda la proteína que se quiera me parece un poco descabellada, más que nada porque como acabamos de ver, el organismo sólo puede asimilar una parte de esta ingesta y el resto representa un estrés adicional. Si a esto le sumamos que se introducen vegetales "por su contenido en vitaminas" pero no se introducen las grasas necesarias para las síntesis de estas vitaminas, tampoco me parece que sea una idea muy coherente con sus propios principios.

Por otro lado, al igual que en la Atkins, la idea de las fases no me parece muy adecuada. Como dije al principio del capítulo, para adelgazar adecuadamente habrá que empezar con unas dosis concretas de proteína y grasa y, conforme generemos músculo y perdamos grasa, ir incrementándolas, hasta que la masa muscular sea mayor a la masa que supone el tejido adiposo, la grasa. Tanto la dieta Atkins como la Dukan, basan sus fases en la pérdida de peso, pero, como hemos visto, cualquier modificación del plan nutricional en realidad debe obedecer al ratio grasa-músculo del cuerpo y no estrictamente al peso.

Finalmente, he observado que las personas que han seguido la dieta Dukan, al llegar a la tercera fase, se han dejado llevar. La idea de comer lo que a uno le dé la gana sin miramientos dos veces a la semana es descabellada. No digo que, una vez alcanzado un objetivo no se pueda hacer, de vez en cuando, alguna excepción y ser más flexible, porque la vida no puede ser tan estricta; lo que digo es que si convertimos en norma las excepciones, pronto estaremos haciendo excepciones de las normas, esto es, "puedo comer lo que quiera dos días a la semana, pero si, excepcionalmente son 3 o 4 días, no pasa nada", y pronto son 5 o 6 días y, antes de darme cuenta, ya como lo que me da la gana todos los días sin miramientos y recupero todo el peso perdido, e incluso gano más si había perdido masa muscular.

Hay que recordar que al reducir los hidratos de carbono baja nuestro apetito. Por lo tanto, introducir carbohidratos sin miramientos dos días a la semana trae consigo, además de otras, una consecuencia fatal: volvemos a tener un hambre atroz que nos hace ingerir mucho más combustible del que utilizamos, y vuelta a empezar con el síndrome de abstinencia y los primeros días difíciles.

Es cierto que se pueden introducir carbohidratos en la dieta, una vez alcanzado el objetivo de peso, y mantener la pérdida logrando balancear energéticamente las ingestas y que, además, la actividad física jugará un papel crucial en la cantidad de carbohidratos y en el momento en que debemos tomarlos, pero eso es una cosa y comer a voluntad todos los carbohidratos que se quieran es otra, carente de sentido y sin el más mínimo rigor científico que lo avale.

Una de las cosas que más he notado yo mismo cuando me he saltado mi plan nutricional es cómo crece mi apetito. En las ocasiones en que he tomado azúcar refinada o carbohidratos de alto índice glucémico, casi de inmediato se me ha producido un hambre atroz. Una vez que el pico de azúcar ha pasado y el nivel de insulina en sangre era alto, mi cuerpo me pedía desesperadamente volver a comer. Esto es justo lo contrario de lo que me ocurre cuando sigo mi plan con rigurosidad. Después de la ingesta no vuelvo a tener hambre hasta pasadas unas horas, lo que evita que caiga en tentaciones. En efecto, el principal problema de saltarse el plan una vez, incluso de manera coyuntural al salir con amigos, es que luego cuesta mucho trabajo volver a la práctica normal porque el cuerpo nos pide insaciablemente más.

Mucha gente sostiene que es un tema psicológico del tipo "me gustan los dulces" o "me vuelven loco las patatas fritas" pero créame, se trata de un tema metabólico en un 90% y psicológico en el 10% restante. Por mucho que le guste a usted un dulce, cuando su cuerpo se lo pide y especialmente si no lo tiene delante, es la alteración de su sangre la que manda, no su sentido gustativo.

Finalmente, la Dieta Dukan promociona muchos alimentos preparados de su propia marca además de vender algunas cosas razonablemente curiosas como un aliño de ensaladas que se jacta de tener "sólo" un 5% de aceite de oliva y se "puede usar a voluntad". Créame, si usa un buen aceite de oliva virgen en lugar de este condimento con su ensalada de lechuga sus células se lo agradecerán (y su bolsillo también) y en las cantidades apropiadas no le supondrá escollo alguno para adelgazar.

En mi experiencia, debemos evitar todo lo posible la comida procesada para controlar exhaustivamente lo que comemos. No se trata de ser obsesivo con los valores nutricionales, sino más bien ser consciente de lo que ingerimos para entender los resultados.

Si analiza las hojas de control que usé para perder mis 35 kilos, que se puede descargar de manera gratuita de la web del libro www.adelgazarsinmilagros.com, comprobará que aunque por lo general todos los días perdía peso, había algunos días en los que, por el motivo que fuese, ganaba algo de peso. Estas hojas me ayudaban para comprender que había hecho de manera distinta el día anterior que me produjese un cambio concreto en el cuerpo. Con esto quiero decirle que, aunque fui muy estricto en el seguimiento de mi plan, en mi afán por tomar muchos alimentos distintos y no caer en la monotonía, hice experimentos con diversas carnes, pescados y verduras, cocinándolas de distinta forma o pidiendo platos concretos en los restaurantes a los que acudía, y algunos experimentos me salieron bien y otros no tan bien, pero las hojas de control me permitieron entender lo que funcionaba y lo que no y poder seguir aplicando lo que aprendía de mi propia experiencia.

Isodieta o Dieta Isolipoproteica

La Isodieta, o Dieta Isolipoproteica, como se dio a conocer en 1992, es un plan nutricional ideado por el Doctor en Nutrición Español residente en Estados Unidos, Jaime Brugos. Se trata posiblemente de la dieta menos conocida de todas las que están en esta lista. Sin embargo, como ya he manifestado en varias ocasiones a lo largo del libro, es mi favorita y la que yo usé para perder peso y mantener la pérdida.

Al igual que el Dr. Atkins o el Dr. Dukan, Jaime Brugos tiene una legión de seguidores y de detractores. Sus apariciones en diversas televisiones y medios han despertado la curiosidad de muchas personas por sus métodos. De hecho, yo lo conocí y lo pude investigar gracias a un reportaje en video que apareció en la web de un conocido periódico a raíz de su participación en un concurso de culturismo. No en vano, nació en 1939 y a sus 74 años mientras escribo este libro, su forma física es envidiable ya no sólo para una persona de su edad, sino para una persona joven de 30 años. Además de su obsesión por la nutrición, Jaime Brugos practica el culturismo como parte de su plan de ejercicio concentrado y tiene una masa muscular envidiable con porcentajes muy bajos de grasa corporal. Tanto es así que incluso con 67 años ganó el primer concurso de culturismo al que se presentó en su vida en Florida.

La Isodieta actual, que se recoge en un libro llamado "La Isodieta, Adelgazante y Revitalizadora", es una evolución continua del plan que ideó en 1992 y posteriormente retocó en su libro "Adelgazar sin Matarse". La idea detrás de la Isodieta es suministrar al organismo las mismas cantidades de proteína y grasa en cada ingesta, de ahí el uso de la raíz ISO. La Isodieta no tiene fases ni nada por el estilo. Básicamente, lo que promueve desde el primer día, es que cambiemos nuestra alimentación por completo reduciendo considerablemente los hidratos de carbono y aumentando las proteínas y las grasas en la medida que nuestro cuerpo vaya necesitándolas dependiendo de la masa corporal y del ratio grasa/músculo que tengamos.

El deporte concentrado es una parte activa de la Isodieta por su eficacia a la hora de crear músculo mientras se quema grasa. Esto es algo que yo sabía desde antes de leer el libro, desde mucho antes. La primera vez que perdí una cantidad considerable de peso en mi vida, a los 13 o 14 años, fue porque me apunté al gimnasio que había cerca de mi casa y un monitor especializado me puso una tabla de ejercicios que repetía lunes, miércoles y viernes. Estas tablas, que aún recuerdo perfectamente y que repetí hasta la saciedad en aquellos días, no difieren demasiado de las tablas de ejercicio concentrado que recomienda la Isodieta. En resumen, se trata de trabajar grupos musculares concretos cada día hasta la extenuación del músculo. Estos ejercicios se pueden hacer en un gimnasio, pero también pueden hacerse en casa con relativa facilidad.

A diferencia del ejercicio cardiovascular, el ejercicio concentrado lo que busca es agotar la reserva de glucógeno -que notamos cuando el músculo llega a la extenuación- para después permitir que durante la pausa antes de la siguiente serie de repeticiones se recarguen las reservas. Cardiológicamente hablando, la Isodieta defiende lo que muchos deportistas y yo mismo pensamos, que el ejercicio concentrado es infinitamente más saludable que el ejercicio cardiovascular, además de proporcionar un tono muscular más adecuado que nos permite ingerir mayores cantidades de energía sin hacernos engordar.

Ahora bien, desde mi punto de vista, la Isodieta, como el resto de las dietas, también tiene un punto flaco. El libro que acompaña a esta dieta es muy bueno y científicamente sostiene afirmación tras afirmación, con explicaciones concisas y una tonelada de datos. Esto, que para mí, que estoy acostumbrado a leer libros y artículos de divulgación científica, es algo magnifico y positivo, para mucha gente acaba siendo algo negativo. Yo me leí el libro por primera vez en dos días. Eso es lo que tardé en devorar sus 366 páginas. Leo rápido y además tengo facilidad para asimilar datos y analizar científicamente lo que estoy leyendo, una capacidad que adquirí sin duda mientras estudiaba ingeniería informática.

Sin embargo, soy consciente de que no todo el mundo es capaz de leer textos técnicos y analizar la información igual de rápido y que para muchas personas las explicaciones científicas son tediosas y aburridas y la nomenclatura compleja. En un capítulo anterior le dije que existían tres tipos de cuerpos cetónicos, pero evité a conciencia decirle los nombres de ellos. Para que se haga una idea de porqué lo hice en ese momento, estos son los nombres de los tres cuerpos cetónicos de los que hablaba a propósito de la cetosis: Ácido Acetoacético, Ácido Betahidroxibutírico y Acetona. Ahora seguramente entiende lo que quiero decirle acerca de entrar demasiado en detalle científico. Sin saber sus nombres comprendió perfectamente el papel de los cuerpos cetónicos en el organismo y la lectura se le hizo mucho más sencilla. Quizás, si hubiese introducido estos nombres en aquel momento, la lectura se le hubiese vuelto pesada y aburrida, además de complicada.

Cuando comprobé que la Isodieta me funcionaba tan bien, compré varios libros para regalar a personas que sabía que llevaban tiempo queriendo adelgazar de una manera adecuada. Desde entonces, he regalado libros de la Isodieta a bastante gente pero, han sido muy pocos los que se han acabado el libro y menos aun los que han captado la facilidad que supone crear un plan nutricional basado en la Isodieta. Un buen número de personas no pasó de los primeros capítulos.

Como dije en la introducción, muchas personas necesitan menos explicaciones científicas y más información general y de soporte a la hora de crear su propio plan. En realidad, tengo la sensación de que ya he dado más explicaciones en este libro de porqué ocurre todo en nuestro organismo de las que debiera y mi objetivo ha sido, desde el principio, no complicar el libro en absoluto. Creo firmemente que este es el único punto flaco de la Isodieta y, cuando me fijo en la cantidad de seguidores que tiene, me doy cuenta de que es probablemente la única dieta que tiene una legión de profesionales de la salud y la nutrición y personas con perfil científico en general siguiéndola. Son, sin duda, aquellos a los que les ha resultado más sencillo captar toda la información que aporta el libro. Pero es que además, lo que más me llama la atención de todos estos seguidores, es que todos obtienen resultados espectaculares, incluso aquellos que lo usan con otros fines distintos a la pérdida de grasa, por lo que tengo muy presente que es un método que funciona a la perfección para todo el mundo y de ahí mi predilección por él.

Quiero concluir advirtiéndole que el libro de la Isodieta es perfectamente comprensible por cualquier persona y le animo a comprarlo y leerlo. No trate de aprenderse los conceptos de memoria en su primera lectura. Capte la idea general, ponga en práctica lo que ha entendido y úselo como referencia cuando lo necesite. Después de leerlo dos veces y de haber leído muchos otros libros sobre el mismo tema, yo mismo lo tengo siempre a mano y lo uso como referencia para solucionar multitud de cuestiones que se me plantean.

Paleodieta o Dieta Paleo

Una de las dietas que más se mueve últimamente, sobre todo en Internet, es la Dieta Paleo. La Dieta Paleo fue popularizada a mediados de los setenta por el gastroenterólogo Walter L. Voegtlin y desde entonces ha sido promovida y adaptada por numerosos médicos, nutricionistas y autores en sucesivas publicaciones. El concepto de esta dieta se basa en la evolución humana.

La idea sobre la que gira todo es que nuestros cuerpos están genéticamente adaptados a la era paleolítica, un periodo de unos 2'5 millones de años que acabó hace 10.000 años con el desarrollo de la agricultura. Según sus defensores, el cuerpo humano no ha tenido tiempo en estos 10.000 años para adaptarse a la comida que generamos en esta nueva era y por lo tanto, la epidemia de enfermedades contemporáneas que sufrimos, como la obesidad, la diabetes, el síndrome metabólico, las afecciones cardiovasculares, etc. son el resultado de esta nueva alimentación, resintiéndonos especialmente de los cambios introducidos en nuestra alimentación en los últimos 100 años.

La dieta Paleo no busca equiparar sólo nuestra alimentación, sino también nuestra actividad física a la que tenían los homínidos en el paleolítico. Se trataba de especies omnívoras con una alimentación muy basada en la proteína y grasa animal y que comían sólo cuando cazaban, actividad que además les producía un enorme desgaste físico.

Los seguidores de la dieta Paleo siguen distintas versiones de la dieta, y este es el principal problema de este plan nutricional desde mi punto de vista. Lo cierto es que la mayoría coincide en eliminar de la dieta todos los alimentos que no existían en el paleolítico como los granos, las legumbres, los productos lácteos (algunos eliminan sólo los lácteos fuertemente procesados), las patatas, la sal, el azúcar refinado, los aceites procesados y demás.

En la dieta Paleo, en sus distintas variantes, se recomienda que el aporte de proteína diario sea entre el 20% y el 35%, el de carbohidratos entre un 22% y un 40% y el de grasa entre el 28% y el 58%. Por ello, muchos consideran esta dieta como un plan nutricional basado en la grasa. Lo cierto es que excluye de manera tajante los alimentos con alto índice glucémico ya que ninguno de ellos estaba disponible en el paleolítico.

El principal problema de este plan nutricional, a mi entender, es que si le preguntamos a 10 personas distintas lo que puede comer, lo que no puede comer, y la forma en que debe comerlo, obtendremos probablemente 10 respuestas distintas. Esto se debe a que no hay una uniformidad en el plan y existen cantidad de variaciones y recomendaciones al respecto del mismo.

Por otro lado, las cantidades de alimento que se pueden ingerir no quedan claras en la mayoría de las aproximaciones a la dieta y muchas de ellas incluso sugieren realizar fuertes ingestas seguidas de largos ayunos emulando la caza de la época; la idea es que el hombre cazaba produciendo un gran desgaste físico y luego se daba un festín comiendo todo lo que podía para después pasar muchas horas o incluso días sin comer hasta que volvía a cazar. Otros sugieren que los alimentos no deben ser cocinados porque nuestro organismo no está preparado para ingerir alimentos cocinados. Algunos hablan incluso de tomar cereales integrales. El caso es que, como he dicho, la falta de uniformidad en el mensaje hace complejo el seguir este plan nutricional.

Debo decir, en cualquier caso, que he conocido gente que seguía una dieta paleo y cuyos cuerpos también han experimentado un cambio significativo, bajando mucho su grasa corporal y formando una masa muscular envidiable. Ahora bien, casi todos ellos seguían una versión de la Paleodieta más parecida a la Isodieta que a la dieta Paleo original.

Método Pronokal

El método Pronokal es un método personalizado de pérdida de peso bajo control médico basado en una dieta alta en proteína y baja en hidratos de carbono y grasa. El método huye de las dietas hipocalóricas (bajas en calorías) para apostar por un enfoque distinto más ligado al propio funcionamiento de la bioquímica del cuerpo humano.

El Método se divide en tres etapas: Activa, Reeducación Alimentaria y Mantenimiento;

1. **Etapa Activa:** En esta etapa, cuya duración varía en función del peso que se precisa perder, se elimina hasta el 80% del sobrepeso utilizando los productos PronoKal® y una serie de alimentos permitidos. Dicen en su web: "En esta etapa el paciente entra en un estado de cetosis controlada, en el que el cuerpo gasta la energía de reserva debido al bajo aporte de grasas e hidratos de carbono, y pierde peso a expensas de la masa grasa, preservando, en cambio, la masa muscular." Sin embargo, no mencionan nada sobre la correcta nutrición de nuestro organismo y la regeneración celular.

2. **Reeducación Alimentaria:** En la siguiente etapa, de Reeducación Alimentaria, se mantiene al paciente hasta que pierde el peso restante (20% restante de sobrepeso) y se introducen de forma progresiva en la dieta todo tipo de alimentos adoptándose nuevos hábitos dietéticos y de estilo de vida que sostienen ayudarán a mantener el peso conseguido a largo plazo.

3. **Mantenimiento:** Durante la última etapa se realiza un seguimiento periódico del paciente para ayudarle, una vez alcanzado el peso objetivo, a mantenerse en su objetivo a

largo plazo. Esta etapa se adapta a las características energéticas de cada paciente y combina los alimentos tradicionales con productos de Mantenimiento PronoKal®. Desde el inicio, y hasta dos años después de finalizar el tratamiento, el paciente recibe el apoyo y el asesoramiento del equipo de profesionales de PronoKal®: nutricionistas, técnicos en actividad física y expertos en coaching (refuerzo emocional).

Todo esto suena de maravilla, pero veo tres problemas fundamentales. El primero, el bajo aporte de grasa de la dieta. El segundo problema es que todo está basado en que se pague durante años a la empresa por un tratamiento que, además, incluye necesariamente todos sus alimentos, que no dejan de ser alimentos procesados de los que yo huyo habitualmente. Y, en tercer lugar, lo que menos me gusta de todo el método es la homogeneidad de los aportes. Dicen en su web: "el perfil nutricional de los productos Pronokal® está específicamente desarrollado por el departamento de I+D para aportar 15 gramos de proteínas de Alto Valor Biológico con una cantidad mínima de hidratos de carbono y grasas" dando por hecho en este caso que todo el mundo necesita la misma cantidad de proteína y grasa para nutrirse correctamente, algo que lógicamente no parece lo más adecuado. Como hemos visto, las necesidades nutricionales de cada persona varían en función de su masa corporal y de la proporción grasa-músculo que tengan. El músculo necesita estar nutrido y la grasa acumulada no. A mayor masa muscular mayor necesidad nutricional, incluso si se tiene mucha grasa almacenada.

Con este resumen de las dietas bajas en carbohidratos más populares ya puede hacerse una idea de las distintas tendencias que existen en cuanto a los planes nutricionales. Como es de suponer, habrá comprobado que la base común de todas ellas, sin duda, es la eliminación o disminución drástica de los carbohidratos y, más en concreto de los carbohidratos refinados, realizando la mayor parte del aporte energético con alimentos ricos en proteína y/o grasa.

Quiero que sepa que entre todos estos planes suman, literalmente, millones de seguidores alrededor del mundo. ¿Por qué le digo esto? Por algo muy sencillo que a mí mismo me ocurre con cierta frecuencia. Me ha pasado a menudo, y a usted también le va a pasar, que alguien le discuta la idoneidad de reducir o eliminar los hidratos de carbono de la dieta y le advierta de la "peligrosidad de eliminar un nutriente esencial". Como ya le he dicho, no se puede catalogar a los hidratos de carbono como nutriente esencial, sino más bien como energía en bruto carente de cualquier nutriente. A mí este concepto me lo discuten desde médicos y farmacéuticos hasta gente que no tiene nada que ver con la sanidad. Afortunadamente, también hay médicos y farmacéuticos que están de acuerdo con esta aseveración. Que quede claro que todos ellos lo hacen con buenas intenciones, pues tratan de ayudarnos, pero simplemente no han analizado suficientemente estos planes y no comprenden ni los objetivos ni los medios.

Lo que le quiero decir, para aportar tranquilidad y confianza en este tipo de planes, es que de entre todos los millones y millones de personas que han seguido o siguen planes nutricionales basados en dietas bajas en hidratos de carbono, no he sido capaz de encontrar casos documentados de personas cuya salud se haya deteriorado y, mucho menos, una sola muerte. No he sido capaz de encontrar un solo testimonio negativo de una persona que haya realizado un plan nutricional adecuado de este tipo y se haya resentido físicamente. No he podido encontrar a una persona que no fuese enfermo de diabetes cuyo organismo se haya resentido por entrar en cetosis. He encontrado casos de personas que seguían dietas hipocalóricas por debajo de las 300 o 400 calorías al día con problemas de todo tipo y desde luego he encontrado infinidad de casos de personas obesas que siguiendo dietas "equilibradas" no sólo no han perdido peso sino que además lo han ganado. Pero de personas que siguiendo una alimentación nutritiva como la que yo seguí, basada en la justa medida de proteínas y grasas, hayan tenido algún problema médico, no he encontrado ni un solo caso.

O sea, que los que seguimos estos planes, que somos muchos millones y millones de personas, estamos razonablemente sanos y no tenemos problemas graves de salud, y curiosamente los que siguen dietas supuestamente equilibradas y sufren obesidad, diabetes, cardiopatías, síndrome metabólico, dependencia del azúcar, trastornos sexuales y reproductivos y un sinfín de problemas más son los mismos que vienen a contarnos como debemos comer para estar sanos. Una de las cosas que más me gustó cuando leí el libro de la Isodieta por primera vez y que le aconsejo que lea porque merece sin duda la pena, es la lista de casi tres páginas de científicos de diversa índole que defendían las ideas contrarias a la Isodieta y murieron de enfermedades coronarias. No me gusta la lista por el fatal desenlace que sufrieron sus integrantes, pero desde luego soy de los que opina que el movimiento se demuestra andando.

Se lo advierto nuevamente, no se deje influenciar por lo que escucha, cíñase a los datos y, sobre todo, a su experiencia personal. Como le dije, ningún plan nutricional de los que le he mostrado y explicado es tan descabellado como para hacer mella en su salud en un periodo razonablemente largo de tiempo, de unos cuanto meses, así que es imposible que usted, por el simple hecho de probar unas semanas, tenga algún problema. Por ello, lo que le invito a hacer es darse esas cuantas semanas de prueba, analizar objetivamente los datos que obtenga y los resultados que aprecie, y luego decida si lo que ha leído aquí es cierto o no.

En mi caso, un plan nutricional que me hizo dejar cinco o seis medicinas distintas al día, que reguló mis analíticas, que me hizo perder 35 kilos, casi todos de grasa, que me aportó más energía, vitalidad y optimismo, que me eliminó de raíz problemas serios en mi vida como la ansiedad o las taquicardias y que, sin duda alguna, ha sido fundamental en mi desarrollo personal desde hace ya casi tres años, no hay suficientes médicos, nutricionistas, farmacéuticos y demás personal sanitario en el mundo entero para convencerme de que es peligroso para mi salud. Espero que pronto sea este su caso también. Hágame caso y pruébelo.

Creando su Propio Plan Nutricional

Ahora sí, ¡Enhorabuena! Si está leyendo esto es porque sin duda, después de leer todo lo anterior, finalmente se ha decidido a ponerse en marcha, a tomar el control de su nutrición y a dar un giro importante a su vida a través de su alimentación. Créame, muy pronto se dará cuenta de que es la mejor decisión que haya tomado en muchísimo tiempo.

Una noche, cenando en un conocido restaurante con Jaime Brugos, este me dijo una cosa que se me ha quedado grabada a fuego pues he comprobado que es una verdad absoluta: las tres cosas más importantes para el organismo y para disfrutar de una buena salud son Nutrición, Nutrición y Nutrición. Todo, absolutamente todo lo que ocurre en nuestro organismo, comienza con la nutrición.

Ahora que se dispone a comenzar un nuevo plan nutricional, me gustaría que se concienciara, desde el inicio, que aunque la pérdida de grasa será sin duda la consecuencia más visible de sus acciones, existen otra serie de factores que recompensarán su esfuerzo. Ser consciente de estos factores es fundamental porque psicológicamente le resultará mucho más sencillo ser fiel a su plan para conseguir su objetivo.

Estas son algunas de las consecuencias que se asocian habitualmente a la reducción drástica del nivel de grasa acumulado en el organismo:

1. Reducción de las migrañas hasta en un 57%.
2. Reducción del riesgo de hipercolesterolemia de un 63%.

3. Reducción del riesgo de padecer enfermedades relacionadas con la grasa en el hígado de hasta un 90% en esteatosis y un 20% en fibrosis.
4. Reducción del síndrome metabólico hasta en un 80%.
5. Reducción de la posibilidad de sufrir diabetes tipo II hasta en un 83%.
6. Reducción del 100% de posibilidades de sufrir un síndrome de ovario poliquístico.
7. Reducción de un 95% en la posibilidad de sufrir enfermedades venosas.
8. Reducción de un 55% de los síntomas de la depresión.
9. Reducción de la apnea del sueño en un 98%.
10. Reducción de los ataques de asma en un 82%.
11. Reducción del 85% en las posibilidades de contraer enfermedades cardiovasculares.
12. Reducción de la hipertensión entre un 52% y un 92%.
13. Reducción del reflujo gastroesofágico entre un 72% y un 87% (en mi caso fue el 100%).
14. Reducción de la incontinencia urinaria entre un 44% y un 88%.
15. Reducción de los síntomas causados por las enfermedades degenerativas de las articulaciones entre un 41% y un 76%.
16. Reducción de los ataques de gota en un 77%.

Lógicamente, esta tabla que le acabo de mostrar no es universal ni tiene sentido para todo el mundo. Habrá personas que sufran más síntomas de la obesidad que otras y, por lo tanto, los resultados reales variarán de caso a caso. En mi caso concreto, uno de los problemas que más sufría era el reflujo gastroesofágico. Me hicieron todo tipo de pruebas para ver si tenía una hernia de hiato y, al final, resultó que en el momento que cambié mis hábitos cesó por completo el reflujo.

Yo también solía tener gases y molestias estomacales, pero todos estos síntomas también desaparecieron en cuanto los carbohidratos dejaron de sustentar mi dieta, aunque no dudo que la eliminación del alcohol fuese igualmente determinante, si bien yo no bebía a diario. Pasé de tomar uno o dos protectores gástricos al día, un antiácido después de cada comida y una pastilla para los gases a no tomar ninguna medicación y además disfrutar de una magnífica salud gastrointestinal.

Por otro lado, mi ritmo cardiaco, que siempre tenía acelerado, bajó considerablemente y de tener constantemente más de 100 pulsaciones por minuto en reposo pasé a situarme en el entorno de las 70-75 pulsaciones por minuto, mucho más adecuado a mi edad y forma física.

Además de los puntos expresados en la anterior tabla, se estima que las personas que no sufren sobrepeso pronunciado tienen una esperanza de vida entre 5 y 10 años mayor que las que tienen grandes cantidades de grasa abdominal y visceral y, además, su calidad de vida mejora en un 95% con respecto a estos últimos. Me imagino que ya era más que consciente de la mayoría de las ventajas de reducir considerablemente el porcentaje de grasa que acumula en su cuerpo, sin embargo, me pareció interesante que lo repasáramos juntos justo antes de planificar su nuevo plan nutricional.

Pasemos ahora, sin más dilación, a crear una rutina nutricional que pueda seguir con facilidad. Como le dije en capítulos anteriores, una parte muy importante de su éxito consiste en marcarse un objetivo, trazar un plan y ser fiel a ese plan hasta la consecución del objetivo. Para ello, necesitará una pequeña dosis de fuerza de voluntad, pero, sobre todo, será necesario evaluar los resultados cada día para que su actitud sea, desde el primer momento, inquebrantable.

Por lo tanto, lo primero que vamos a definir es su objetivo y su plan. ¿Sabe ya cuanta grasa quiere perder? Dese cuenta que no le he preguntado cuanto peso quiere perder, sino cuanta grasa. Antes de comenzar, deberá conocer con cierta exactitud, además de su peso, su porcentaje de grasa corporal. Ya le recomendé que se comprase un peso avanzado antes de comenzar su rutina o en su defecto un medidor de grasa corporal. Si no ha podido hacerlo, la otra opción es acudir a una farmacia que disponga de este equipamiento para realizar allí la medición, pero francamente, no se lo aconsejo. Las acciones constantes son las que marcan la diferencia y seguramente usted no va a ir todos los días a la farmacia a tomarse mediciones.

Voy a suponer, en cualquier caso, que al menos dispone de un peso en su cuarto de baño. Comience por establecer la hora de las mediciones. Las mediciones deben realizarse en ayunas nada más levantarse y, a ser posible, siempre a la misma hora. Establezca esa hora y procure realizar siempre la medición de este modo. Realizar las mediciones en otras condiciones o en otros horarios no tiene sentido, así que ni lo intente, los resultados no tendrán validez. Por eso no me hace demasiada gracia el tema de realizar mediciones en la farmacia. Le resultará muy complicado ir a la farmacia todos los días en ayunas a primera hora de la mañana. Además, deberá pesarse con ropa y no toda la ropa pesa lo mismo ni ofrece la misma resistencia a la conductividad de los sensores.

Una vez que haya seleccionado su horario, lo siguiente que debe hacer es realizar las mediciones de control antes de comenzar. Uno o dos días antes de comenzar su plan, levántese a la hora convenida y realice las mediciones. En la sección de descargas de la web del libro www.adelgazarsinmilagros.com encontrará unas hojas de control que le servirán para anotar los resultados de sus mediciones. Descárguese e imprima las hojas y déjelas junto con un bolígrafo en el cuarto de baño. De este modo, le resultará sencillo ejecutar su rutina cuando se levante. Si es posible, vaya al servicio antes de ejecutar estas mediciones. Más adelante, cuando consolide los datos, puede pasar sus mediciones a la hoja de cálculo en el ordenador para realizar un seguimiento exhaustivo de su progreso de forma mensual, lo que yo llamo la consolidación de los datos.

Como comprobará, en las hojas de control encontrará espacio para rellenar muchos datos. No se preocupe si no cuenta con el equipamiento avanzado para proporcionar algunas mediciones, pero al menos debe tener un peso y una cinta métrica.

Comience por pesarse y anotar el resultado. Si su báscula es inteligente, apunte además el resto de datos en la hoja de control. En función del modelo que tenga, podrá obtener también valores como el IMC (Índice de Masa Corporal), el porcentaje de grasa, el porcentaje de músculo esquelético, la cantidad de grasa visceral e incluso su metabolismo basal. Si tiene un peso avanzado que le ofrece estos valores, es muy importante que se lea las instrucciones de uso pues las mediciones solo serán correctas si lo ha configurado correctamente (deberá introducir probablemente su edad, sexo y/o altura para que el aparato mida correctamente y proporcione los valores adecuados).

Una vez que tenga sus mediciones de control, lo siguiente que debe hacer es tomarse un par de fotografías, una de frente y otra de perfil. Para ello, necesitará un espejo. Tómese las fotos sin ropa o en ropa interior, como se sienta más cómodo. Estas fotos serán también muy importantes a la hora de evaluar y consolidar los datos de manera mensual.

Cuando haya realizado sus fotos y sus mediciones de control, lo idóneo sería ir en ayunas a hacerse una analítica completa de sangre a cualquier laboratorio. Al menos deberá obtener los siguientes valores:

1.   Glucosa

2. Colesterol
3. Triglicéridos
4. Ácido Úrico

Obviamente, cuanto más completa sea la analítica, mejor, pero al menos estos resultados son necesarios. Tenga en cuenta también que distintos laboratorios utilizan distintos métodos y establecen distintos valores medios, por lo que debe asegurarse de realizarse la primera analítica en el mismo sitio en el que se realizará todas las analíticas posteriores. Es probable que los resultados de la analítica tarden un par de días en estar disponibles, pero no se preocupe, salvo que tenga una patología seria y conocida antes de comenzar, los resultados no nos servirán para diseñar su plan, sino más bien para poder comprobar la evolución de su organismo por dentro durante el plazo que esté activamente siguiendo su plan.

Una vez se haya realizado sus mediciones y se haya extraído sangre para su analítica, podrá realizar su vida con normalidad el resto del día. Desde este momento hasta que comience a seguir su nuevo plan nutricional, deberá llevar una rutina exactamente igual que la que venía siguiendo hasta ahora. Coma las mismas veces que comía y los mismos alimentos que tomaba. Si tomaba cerveza, vino o algo de alcohol, no deje de tomarlo. Recuerde que necesitamos una medición exacta de su estado en el momento antes de comenzar con el plan que debe llevarle a cumplir su objetivo.

Ahora que sabe exactamente lo que pesa y lo que mide, y el perímetro de algunas de las zonas de su cuerpo, debe ponerse unos objetivos realistas para poder cumplirlos en un plazo corto de tiempo, de entre tres y cuatro meses. Tenga en cuenta que las tablas son genéricas y orientativas y cada persona tiene una complexión distinta, pero le pueden servir de orientación. Por ejemplo, para mi edad y estatura, las tablas dicen que yo debo pesar entre 65 y 75 kilos de peso, sin embargo, por mi complexión, bajar de 80kg resulta bastante artificial. Puedo ponerme en 75 o 78 kilos, como de hecho he estado hace poco, pero creo que estoy mejor en el entorno de los 80-82kg. Tan sólo podría bajar de ese peso si eliminase por completo mi grasa corporal y redujese un poco mi masa muscular. Al menos, yo me siento mejor y más fuerte en este rango. De una manera u otra, lo que está claro es que no debería estar en los 113Kg que estaba.

En la web del libro www.adelgazarsinmilagros.com, en la sección de "herramientas" encontrará una tabla de pesos orientativa para cada tipo de complexión. Con estas tablas y el conocimiento que ya tiene de su cuerpo debe marcarse un objetivo. Lo idóneo es que el objetivo no se ciña tan sólo a la pérdida de peso, sino que mida la pérdida de grasa y la generación de músculo. Recuerde que cuanto más músculo tenga en su cuerpo más necesidades energéticas tendrá su organismo y mayores serán las raciones que podrá tomar sin acumular grasa. Por ello, su objetivo debe ser doble: por un lado, perder grasa y por otro lado, fortalecer sus músculos, independientemente de su edad. Muchas personas, sobre todo mujeres, creen que no pueden generar masa muscular, pero yo le puedo garantizar que si realiza unos simples ejercicios concentrados en su casa y se alimenta adecuadamente, generará músculo, con independencia de su sexo, edad o historial deportivo.

El siguiente paso para la elaboración de su plan es calcular sus necesidades energéticas. En un capítulo anterior le enseñé como hacer esto, sin embargo, para facilitarle las cosas le he proporcionado una calculadora en la web del libro www.adelgazarsinmilagros.com de manera que lo único que tiene que hacer es rellenar sus datos y el sistema realizará los cálculos por usted y se los enviará por correo electrónico. Estos datos son supervisados por personas, de modo que a veces la respuesta no es inmediata, especialmente fuera de horario convencional o en fines de semana. Yo voy a partir de la base de que usted quiere seguir un método como la Isodieta en el que las cantidades de nutrientes que se toman en cada ingesta son esenciales, pero incluso si se ha decidido por probar otro tipo de plan nutricional, debe seguir las rutinas incluidas en este capítulo para asegurarse de que sigue su método de manera metódica y es capaz de analizar los resultados. En cualquier caso, yo voy a explicarle el resto del proceso utilizando la Isodieta como base, aunque usted puede adaptarlo a lo que necesite con facilidad.

Creo que la mejor manera de enseñar es ejemplificar y, para el resto de este capítulo, voy a tomar mis propios datos como ejemplo para mostrarle qué hacer con sus propios datos. Cuando diseñé mi plan, yo medía 175cm y pesaba 113 kg, siendo la mayor parte de mi peso grasa, o sea, tenía más grasa que músculo. En concreto, tenía más de 40 kg de grasa acumulada según el peso que usaba en ese momento, aunque sospecho que eran bastantes más. Como hemos visto en la Isodieta, si tenemos más grasa que músculo –como era mi caso-, nuestras necesidades serán de un gramo de proteína y medio gramo de grasa por cada kg de peso al día, en mi caso, 113 gramos de proteína y unos 57 gramos de grasa. No se apure con las cantidades. Si toma 110 o 120 gramos de proteína para redondear los 113 necesarios, o si toma 55 o 60 de grasa para redondear los 57 gramos necesarios, el resultado será prácticamente el mismo.

Su siguiente tarea será elaborar un plan horario. Como ya hemos visto en capítulos anteriores, el organismo sólo puede asimilar una cantidad de nutrientes en cada ingesta y, además, los nutrientes en la sangre tienen una duración determinada, que no suele ser mayor a las tres horas.

Yo necesitaba perder una gran cantidad de peso así que establecí siete comidas al día, de manera que en ningún momento pasé realmente hambre pues tenía comida en el estómago prácticamente todo el tiempo. Yo le recomiendo que no establezca menos de 6. Además, debe saber que comer muchas veces al día acelera enormemente su metabolismo e incrementa sus necesidades energéticas, por lo que la eficiencia del plan nutricional que siga se verá potenciada. En mi caso, establecí estas 7 comidas de la siguiente manera:

1. Al levantarme y tras realizar mis mediciones, a las 7:30
2. A media mañana, sobre las 10:30
3. Al mediodía, sobre las 13:30
4. A media tarde, alrededor de las 16:30
5. A última hora de la tarde, sobre las 19:00
6. Por la noche, sobre las 21:30
7. Antes de acostarme, alrededor de las 12.

Los horarios de mi plan nutricional eran aproximados, y aunque trataba de seguirlos a rajatabla, indudablemente hay veces que me pasaba en media o incluso una hora entera, pero incluso si le ocurre lo mismo, debe ser fiel al plan y continuar con el resto de ingestas, adaptando los horarios si es posible en función de la modificación introducida. Por ejemplo, si se pasa una hora y se toma un batido de proteínas a las 17:30 en lugar de a las 16:30, debe tratar de retrasar un poco la siguiente ingesta para recuperar parte de este retraso y poder hacer su última comida del día a una hora razonable. En este caso, yo haría el batido de las 19:00 a las 19:30, recuperando media hora y la cena a la haría a la hora establecida (21:30 en mi caso), para poder mantener la última comida a las 12 de la noche (o antes si es que me iba a acostar antes).

Como yo hice siete comidas al día, repartí mis nutrientes de manera bastante homogénea entre estas comidas, de manera que los 113 gramos de proteína que necesitaba diariamente divididos entre siete comidas resultaron unos 16 gramos por ingesta y los 57 gramos de grasa que necesitaba diariamente divididos entre esas mismas siete comidas resultaron ser unos 8 gramos por ingesta, por lo que mi rutina incluía 7 comidas compuestas por unos 16 gramos de proteína y 8 gramos de grasa cada una.

Como es lógico, en los batidos de proteínas medir estas cantidades es relativamente sencillo si se dispone de una balanza digital de cocina que tiene un bajo coste, pero como en la mayoría de los casos, mis comidas fueron alimentos frescos, los cálculos los hice siempre redondeando para arriba, basando mis raciones de carne en unos 100 gramos cada una (a sabiendas de que era algo más de proteína que la que necesitaba) y ajustando las de pescado en función de la variedad y del aporte proteico de cada una.

En las primeras semanas de uso de mi nuevo plan nutricional fui absolutamente radical en su aplicación, y yo le recomiendo que haga exactamente lo que hice yo. Por ser absolutamente radical, lo que quiero decir es que en ningún momento me salté ninguna comida ni hice excepción alguna con las cosas que podía comer y las que no. Aquí le dejo los menús que conservo de la primera semana que comí según mi nuevo plan nutricional. Tenga en cuenta que aunque incluía 3 o 4 batidos de proteínas al día, en muchas ocasiones sustituía los batidos por alimentos sólidos, en función de dónde estuviese o viceversa.

Hora/Día	Lunes	Martes	Miércoles	Jueves	Viernes	Sábado	Domingo
7:30	Batido Proteínas	Batido Proteínas	Batido Proteínas	Batido Proteínas	Batido Proteínas	Batido Proteínas	Batido Proteínas
	Multivitamínico	Multivitamínico	Multivitamínico	Multivitamínico	Multivitamínico	Multivitamínico	Multivitamínico
10:30	Atún en Aceite	1 Huevo + 2 Claras	Atún en Aceite	100 gr. Ternera	Atún en Aceite	100 gr. Pescado	Queso
13:30	Lechuga + Pollo	Verduras + Atún	Lechuga + Cerdo	Verduras + Atún	Lechuga + Pescado	Verduras + Atún	Lechuga + Pollo
	Multivitamínico	Multivitamínico	Multivitamínico	Multivitamínico	Multivitamínico	Multivitamínico	Multivitamínico
16:30	Batido Proteínas	Batido Proteínas	Batido Proteínas	Batido Proteínas	Batido Proteínas	Batido Proteínas	Batido Proteínas
19:00	Batido Proteínas	Batido Proteínas	Batido Proteínas	Batido Proteínas	Batido Proteínas	Batido Proteínas	Batido Proteínas
21:30	Tortilla 2 huevos	Lechuga + Ternera	Queso	Lechuga + Pollo	Totilla 2 huevos	Lechuga + Ternera	Atún en Aceite
0:00	Batido Proteínas	Batido Proteínas	Batido Proteínas	Batido Proteínas	Batido Proteínas	Batido Proteínas	Batido Proteínas

Lo importante de este menú es comprender que todas las comidas que hacía aportaban una cantidad bastante similar de nutrientes que, sin ser exacta, se acercaba bastante a las cifras de mis necesidades, por lo que podía intercambiar cualquier comida por cualquier otra sin alterar para nada el resultado y, además, podía modificar a mi antojo cuando comía sólido y cuando me tomaba un batido de proteínas. Además, para mí fue importante poder cocinar las carnes y los pescados de distinta manera. Soy consciente de que la mayoría de las dietas le dicen que se tome la carne o el pescado a la plancha, y lógicamente no hay nada de malo en ello, pero lo cierto es que se pueden cocinar los alimentos de muchas maneras sin alterar significativamente el resultado del plan nutricional.

Por ejemplo, los huevos, hay veces que los tomaba cocidos y otras veces en tortilla, pero no es menos cierto que también los he tomado fritos, pasados por agua, revueltos o incluso crudos. Si los toma fritos, tenga en cuenta que el huevo entero ya aporta bastante grasa, de modo que asegúrese de escurrirlo bien cuando lo saque de la sartén.

También verá, analizando las tablas de menú, que no tengo puestas las cantidades de los alimentos. Esto es porque yo ya sabía las cantidades que necesitaba y estas cantidades eran exactamente las mismas en cada ingesta. Recordará que en mi caso eran unos 16 gramos de proteína y unos 8 gramos de grasa por ración. Pues bien, una vez haya calculado sus porcentajes de grasa y proteína por cada ingesta, pierda un buen rato analizando los distintos aportes nutricionales de cada alimento que planee tomar para comprender qué cantidades debe tomar de cada uno. En la sección de herramientas de la web del libro www.adelgazarsinmilagros.com encontrará las tablas de aportes nutricionales de los alimentos frescos. Los alimentos que usted puede encontrar envasados (como el queso) traen sus propias tablas de valores nutricionales en el envase, así que sólo tendrá que consultar la tabla del paquete.

Una cosa que quiero explicarle para que la tenga muy en cuenta es que comer en la calle no significó para mí ningún problema y no debe significarlo para usted. Aunque es cierto que cuando nos sentamos en un restaurante la tentación de pedir lo que más nos guste o apetezca en ese momento es muy alta, no es menos cierto que en todos y cada uno de los restaurantes a los que podemos ir, incluyendo los de comida basura, existen platos que podemos pedir y adaptar a nuestras necesidades. En cualquier restaurante podemos pedir un entrecot o una pechuga de pollo a la plancha. La clave será comerse la porción del entrecot o la pechuga que estimemos tenga el peso que necesitamos y dejarse el resto. También es importante tomar la porción de lechuga o verduras que tomemos habitualmente y tener en cuenta los detalles, como tratar de que no le añadan sal ni aderezos a lo que pedimos para poder aderezarlo según nuestras necesidades nosotros mismos. Yo, como costumbre, siempre hecho un chorrito de aceite de oliva crudo sobre el entrecot o la pechuga de pollo para alcanzar el aporte de grasa que necesito en cada ingesta, sobre todo si la lechuga o verdurita que acompaña no tienen aceite.

Quiero hacer un pequeño inciso en este punto para advertirle de una circunstancia que empieza a verse cada vez más en los restaurantes. La mayoría de restaurantes le ofrecen una pechuga de pollo a la plancha con ensalada o patatas fritas. Debe saber que muchos de estos restaurantes no le sirven una pechuga de pollo natural, sino que le sirven un precocinado que ellos compran congelado y que tiene el aspecto de una pechuga de pollo a la plancha con una textura magnífica, poco fibrosa y nada reseca, y un sabor agradable. Desafortunadamente, este plato, aunque contiene pollo, está basado en la fécula de patata y no es apto para nuestros intereses, por lo que deberá asegurarse cuando pida pollo a la plancha que lo que le están sirviendo es pollo natural fresco y no un precocinado que el restaurante compra a granel.

En función de las distintas dietas que le mostré en el capítulo anterior y de las recomendaciones que prefiera seguir, usted debe configurar en este momento sus propios menús y ponerse como objetivo no salirse de ellos.

Cuando tenga sus propios menús diseñados, yo le recomiendo que compre y porcione suficiente carne y la tenga preparada en el congelador. Lo que yo hice, que es lo mismo que le recomiendo que haga a usted, es comprar un kilo o dos de ternera y otro kilo o dos de pollo y, con mi balanza digital y un cuchillo, lo partí en trozos que luego envasaba en film transparente de manera individual y que pesaban unos 100 gramos cada uno. De este modo, aunque en muchas ocasiones comía carne recién comprada del mercado, cuando tenía poco tiempo y no podía acercarme a comprar la comida, lo único que tenía que hacer era sacar del congelador la carne que me apeteciese y dejar que se descongelase media hora en la encimera de la cocina para poder cocinarla a mi gusto. De este modo, siempre tuve fácil seguir mi plan.

Aunque lógicamente prefería comprar las verduras que usaba como acompañamiento frescas, era consciente de que eso no iba a ser siempre una opción, de modo que me puse a investigar los vegetales enlatados para tener siempre un pequeño remanente que usar como acompañamiento de la carne o el pescado siempre que lo necesitase. De este modo, acumulé unas cuentas latas de champiñones laminados, de espárragos, de col cocinada al estilo alemán, de pimientos asados, etc., prestando siempre mucha atención a la composición de los alimentos que compraba. Deseché cualquier marca o variedad que incluyese cualquier sustancia sospechosa y me centré en las que sólo incluían el propio alimento y agua, quizás con algún conservante. Le recomiendo que, aunque no se alimente a base de conservas, tenga siempre a mano alguna que otra lata de vegetales en agua para no verse nunca en la tesitura de no tener acompañamiento para sus ingestas. Desde luego, algo que también hice y le propongo hacer es tener verduras congeladas, cuyo único problema es que requieren unos minutos más de tiempo para cocinarse que las conservas.

Lo siguiente que le recomiendo es que tenga siempre un buen aceite de oliva para aderezar en frío cualquier plato y que utilice aceite de coco virgen para cocinar sus platos con temperatura. El aceite de coco es una grasa saturada muy saludable para el organismo compuesta por triglicéridos de cadena media que aportan multitud de beneficios al organismo. Al tratarse de una grasa saturada, al contrario de lo que le ocurre a las grasa polinsaturada como el aceite de girasol o las mono insaturadas como el aceite de oliva, el aceite de coco no se enrancia ni se oxida con facilidad al calentarse, por lo que conserva intactas sus propiedades incluso si lo usamos a altas temperaturas. Las grasas saturadas son mucho más estables que las grasas insaturadas, por lo que no debería utilizar para cocinar con temperatura ninguna grasa insaturada. Al final del libro, en el epílogo, le he dejado otro artículo que le resultará interesante sobre el debate entre las grasas saturadas y las insaturadas que le recomiendo que lea para que compruebe que la demonización que han sufrido las grasas saturadas no se ajusta con la realidad de las mismas.

Por último, si va a tomar batidos de proteínas, debe comprar las proteínas y la fibra que vaya a utilizar. Como ya le dije con anterioridad, no todas las proteínas son iguales y es importante elegir las proteínas que mejor se adaptan a nuestras necesidades. Para perder peso, sin duda, la mejor elección son las proteínas basadas en el Caseinato Cálcico, porque son de asimilación lenta y esto nos permitirá mantener más nutrientes en la sangre entre las ingestas mientras estamos quemando grasa en estado de cetosis. Como le dije, vigile atentamente la composición de las proteínas y escoja las que tengan mayor concentración de proteína por 100 gramos de producto. Yo usaba entonces y sigo usando ahora las proteínas Vitality 95, que tienen una concentración del 95% y un aminograma (composición de aminoácidos) excelente. Sin ser escandalosamente caras, cuestan algo más que otras marcas, pero creo sinceramente que son mucho mejores y la relación calidad/precio es más alta. El precio por batido es inferior a 1€ usando esta proteína y dudo mucho que usted pueda realizar una comida por mucho menos de un euro. Por otro lado, desconfíe de las proteínas de caseinato baratas. No son caseinato cálcico, sino caseinato micelar, un tipo de caseinato que se absorbe con mayor velocidad y no es apto para sus intereses en la pérdida de peso.

Para acompañar a sus batidos, no se olvide que necesita un aporte de fibra. Yo tomo salvado de trigo fino y semillas de lino dorado, y me funciona a la perfección. El salvado no aporta casi sabor a los batidos y la marca que yo compro tiene una textura agradable, porque está muy molido, casi como polvo. Las semillas de lino dorado, por su parte, las muelo yo mismo, aunque también las venden molidas. Como esto son alimentos más especializados, le he dejado enlaces en la sección "dónde comprar" de la web del libro para que le resulte sencillo encontrarlo todo en Internet.

Como habrá visto en el menú que yo utilicé al principio, dos veces al día me tomaba un multivitamínico, al levantarme y a la hora de la comida. Yo le recomiendo que haga lo mismo para asegurarse el aporte necesario de vitaminas y minerales que su organismo necesita. Al igual que en las proteínas, no se fije sólo en el precio, sino en la composición y la cantidad que trae. Como referencia, las que tomo yo (Vitalimax Nutrition) tienen el 100% de la Cantidad Diaria Recomendada de 21 elementos distintos en cada cápsula y traen 100 cápsulas. Otros fabricantes incluyen sólo 30 o 60 cápsulas en sus botes por el mismo precio.

Bueno, pues si ya tiene sus mediciones iniciales, ya se ha hecho las fotos de frente y de perfil como le he sugerido, ya ha averiguado sus necesidades nutricionales, ya ha programado sus comidas y ha hecho acopio de las cosas que necesita, está listo para comenzar.

Recuerde, es probable que sienta ciertos síntomas los primeros días, sobre todo si tenía una dependencia del azúcar, pero estos síntomas desaparecerán en muy poco tiempo. No dude en utilizar un analgésico de manera ocasional si le apareciese un ligero dolor de cabeza. Dado que cualquier síntoma que sufra, si es que llega a sentir alguno, desaparecerá en muy poco tiempo, tómese lo que necesite para mitigarlo si lo cree conveniente. Obviamente, si el malestar no desaparece deje de inmediato su plan y consulte con un médico por si tuviese cualquier condición clínica que desconociese y le esté provocando los dolores.

Voy a darle un último consejo. En las primeras dos semanas, no vaya por ahí contando nada sobre su nuevo plan nutricional ni sobre la forma en la que está alimentándose. Espere a tener resultados contundentes en esas dos semanas antes de decir nada. El motivo es bien sencillo. Mucha gente querrá opinar. Algunos le apoyarán incondicionalmente pero otros le enfrentarán con los mitos que ya hemos desmontado anteriormente en el libro. Lo mejor, para poder defenderse de aquellos que le dicen lo que debe o no debe hacer, es mostrarles resultados, y por ello le recomiendo que antes de hacer pública su nueva rutina, tenga estos resultados en la mano.

También quiero aportarle un poco de conocimiento que he aprendido en el mundo laboral pero que aplico en mi vida diaria. Los grandes logros no se consiguen con acciones puntuales, sino con pequeñas acciones constantes en el tiempo. La constancia es la clave detrás de cada gran logro. Probablemente ya sepa que Edison hizo 100 prototipos distintos antes de conseguir fabricar la primera bombilla eléctrica que funcionase. Su constancia obtuvo como recompensa la consecución de su objetivo, en este caso un objetivo que cambió las vidas de casi todas las personas del planeta. Además, se dice que al ser preguntado sobre por qué no abandonó tras fracasar 99 veces, Edison respondió: "No he fracasado 99 veces. He aprendido 99 maneras de cómo no hay que hacer una bombilla". No es suficiente ser muy constante, o ser constante la mayor parte del tiempo; hay que ser constante todo el tiempo.

Si durante un mes completo, usted dobla un céntimo de euro cada día, el primer día tendrá 2 céntimos, el segundo día tendrá 4 céntimos, el tercer día 8 céntimos y, al finalizar el mes, tendrá más de 10 millones de euros. Si sólo dobla su céntimo en días alternos, el primer día tendrá dos céntimos, el tercer día 4 céntimos, el quinto día 8 céntimos y, al finalizar el mes tendrá 327 euros. 10 millones de euros contra 327. Esa es la diferencia entre acciones constantes y acciones puntuales. De este mismo modo, no es lo mismo seguir su plan nutricional casi siempre que seguirlo todos los días. No se engañe, perder la grasa acumulada es sencillo pero requiere constancia y disciplina y como le dije al principio, esto a veces no es fácil.

En la consecución de su objetivo, la constancia y la disciplina jugarán un papel importante. Su mente le jugará malas pasadas pero debe saber sobreponerse. A mí nunca me ha gustado especialmente la cerveza. De hecho, siempre me ha dado sueño y por eso casi nunca la he tomado desde mi época en la universidad. Pues aunque no se lo crea, conforme iba perdiendo peso, mi mente me pedía con insistencia una cerveza. Yo pude ser capaz de analizar y comprender que no debía bebérmela, entre otras cosas porque no me gusta y me da sueño, y usted debe ser capaz de tener la suficiente disciplina como para razonar lo que debe y no debe hacer. Le aseguro que no es difícil si no se deja llevar por sus impulsos.

Como le dije anteriormente, para poder ser constante y disciplinado, el análisis de los resultados juega un papel crucial. Las pequeñas satisfacciones son las que nos impulsan a seguir actuando de una manera disciplinada. En mi caso, pequeños logros como subir escaleras con facilidad y sin perder la respiración, ir más rápido en el circuito con mi moto, ser capaz de dormir menos horas y tener más energía, ver como mi ropa se quedaba enorme conforme pasaban los días, y un largo etcétera que muy pronto comprobará, fueron el soporte necesario para no salirme del plan establecido.

No quiero acabar el capítulo sin darle una palmadita en la espalda. Si ha llegado a este punto y se ha leído con detalle mis recomendaciones y experiencias, ya merece todos mis respetos, incluso si finalmente decide no seguir adelante con esas propuestas. El simple hecho de que sea consciente de que tiene un problema y esté buscando como solucionarlo leyendo este libro, ya le coloca en una posición de partida avanzada con respecto a mucha gente, así que el mejor consejo que le puedo dar es que aproveche esa ventaja y se lance a conquistar su objetivo sin más dilación. Crea que es posible alcanzar su meta y no habrá fuerza en el universo capaz de evitar que lo consiga. Si pone todo su esfuerzo en ello, le garantizo que los resultados llegarán mucho antes de lo que se imagina y no se arrepentirá de haberlo intentado.

La Lista de la Compra

Durante la mayor parte de este libro le he hablado de alimentos que puede encontrar en el supermercado o en el mercado que son aptos para este tipo de planes nutricionales. Quiero dedicar un poco de tiempo a hacerle la vida más sencilla e indicarle, por experiencia propia, que cosas puede ir directamente a buscar a su tienda de confianza. Lo que pretendo es ahorrarle trabajo y evitar que al comenzar su nuevo plan tenga que leerse los valores nutricionales de todos los productos que hay en el supermercado.

Lógicamente, no voy a hablarle de marcas comerciales en este capítulo, pero sí que voy a orientarle sobre lo que debe buscar en sus alimentos para que usted, basándose en estas indicaciones, pueda comparar los valores nutricionales de las distintas marcas y sus precios y tomar la decisión de compra que considere más adecuada.

No vamos a tratar los alimentos frescos en este capítulo, pues para comprar alimentos frescos lo único que debe hacer es consultar las tablas de composición de los alimentos frescos y proceder a comprar lo que mejor le parezca en el mercado. En este capítulo voy a centrarme en los alimentos preparados que puede comprar en el supermercado que son interesantes para seguir un plan nutricional bajo en hidratos de carbono. Lógicamente, los alimentos que voy a indicarle no son los únicos que debe consumir ni esto es una lista excluyente en modo alguno. Al contrario, pretendo facilitarle la vida indicándole cuales son los primeros que debe analizar porque de antemano conozco el resultado del análisis nutricional, sin perjuicio de que seguro que hay muchos más alimentos en su tienda de confianza con similares perfiles nutricionales.

Para empezar, quiero repasar lo que estamos buscando en las etiquetas de los productos. Lo primero que debemos analizar es la cantidad de proteína, grasa e hidratos de carbono que contienen los alimentos. Lógicamente, lo que estamos buscando es que los alimentos que compremos no tengan hidratos de carbono o que los hidratos de carbono que tengan sean valores realmente bajos, nunca por encima de los 3, 4 o 5 gramos por 100 gramos de producto. Recuerde que debe mirar los valores por 100 gramos y olvidarse de los valores por ración. Los valores nutricionales, en muchos casos, es obligatorio que aparezcan en el envase del alimento y el motivo no es otro que permitirle hacer esta evaluación, de modo que aproveche una ley que realmente tiene utilidad para el ciudadano y lea los valores de los alimentos que compra.

Lo segundo que debe comprobar es que no exista un gran desequilibrio entre proteínas y grasas. Aunque lo más probable es que usted deba consumir proteínas y grasa en un ratio de 2:1 (dos gramos de proteína por cada gramo de grasa), existen alimentos ligeramente desequilibrados con respecto a ese ratio que, si bien no debe tomar en cantidad, no le harán ningún daño ni le perjudicarán de manera notable en la consecución de sus objetivos. Por ejemplo, muchos de los quesos que verá tienen un ratio proteína/grasa parecido al 1:1, y aunque no debe alimentarse sólo con queso, es perfectamente válido que, respetando la cantidad de proteína que necesita, ingiera queso aunque esto suponga cierto aumento del consumo de grasa en esa ingesta concreta. Como le dije anteriormente, mejor pasarse ligeramente que no llegar. En este caso concreto, si está en cetosis, su hígado utilizará la grasa ingerida en lugar de la almacenada para producir energía, pero no saldrá de la cetosis por ello. Otra cosa sería que introdujese carbohidratos, algo que sin duda le sacaría del estado de cetosis de inmediato.

En general, cualquier alimento que contenga muchísima más grasa que proteína debemos desecharlo como rutina habitual. Sin embargo, si no contiene carbohidratos lo podremos tomar de manera puntual haciendo una excepción y en pequeñas cantidades.

Por ejemplo la mayonesa, los frutos secos o las aceitunas naturales (no las rellenas). El jamón ibérico también tiene más grasa que proteína, pero no seré yo el que le diga que no lo tome. Simplemente, controle las cantidades según sus necesidades. No necesita tomarse un kilo de jamón para satisfacer su paladar...

Estas son algunas de mis recomendaciones para buscar en el supermercado y comenzar a elaborar su propia lista:

- **Queso fresco de cabra.** El queso fresco de cabra natural suele tener una composición muy adecuada a nuestras necesidades, con más proteína que grasa y ausencia casi total de carbohidratos.

- **Atún en Aceite de Oliva.** El atún enlatado en aceite de oliva no tiene hidratos de carbono y presenta una relación proteína/grasa excelente. En realidad, la mayoría de los pescados enlatados en aceite de oliva presenta composiciones parecidas. Por ejemplo, la caballa, el bonito, la melva o las sardinas enlatadas en aceite de oliva presentan composiciones similares con mayor o menor aporte de proteína y grasa en función de la especie.

- **Cecina envasada en sobres.** La cecina de vaca es un alimento natural compuesto de carne y sal. Aporta mucha proteína, poca grasa y nada de carbohidratos. Se puede tomar con un poco de aceite de oliva para suplementar la grasa. En el supermercado lo venden al corte en la charcutería pero también envasada en atmósfera protectora en sobres de 100 gramos que resultan muy prácticos y útiles en momentos de prisa.

- **Carpaccio de Ternera, Buey o Cerdo ibérico.** Cada uno tiene un aporte ligeramente distinto de proteína y grasa, pero todos coinciden en la práctica ausencia de hidratos de carbono. Lo venden preparado en sobres de unos 80 a 100 gramos de carne. Algunos vienen con una bolsita de aliño, que yo prefiero desechar para aderezar sólo con aceite de oliva virgen extra y orégano. Para esto, suelo usar un aceite muy amargo, casi picantito, por lo que se me hace innecesario añadir sal.

- **Bresaola.** Este embutido italiano es muy parecido a la cecina pero tiene mucha menos sal y menos tiempo de curación. Sus valores nutricionales son muy adecuados también. Normalmente sólo la venden al corte en charcuterías especializadas.

- **Paté.** Aunque normalmente los patés que venden en el supermercado están plagados de hidratos de carbono, buscando con paciencia entre los productos que ofrecen encontraremos algunos que tienen cantidades muy reducidas o inexistentes de hidratos de carbono. Aunque el paté es grasa animal, algunos tienen también un alto contenido en proteína por su alta concentración de carnes. Recomiendo mirar todos los productos que haya y obrar en consecuencia.

- **Champiñones enlatados.** Los champiñones enlatados tienen más proteína que hidratos de carbono y no aportan prácticamente grasa. Son muy socorridos como acompañamiento de cualquier carne o pescado. Su proteína es de mucha menos calidad que la de la carne o pescado, de modo que para nuestros cálculos no la tendremos demasiado en cuenta. No me gusta comer conservas, pero para un momento de necesidad y rapidez, admito que son muy socorridas.

- **Espinacas congeladas.** Al igual que los champiñones enlatados, las espinacas congeladas tiene unos valores nutricionales muy acordes con nuestras necesidades. Según he podido leer en bastantes publicaciones, las verduras congeladas aportan más nutrientes que las que vienen en conserva.

- **Polo-Flash**. Las bolsitas de hielo de sabores para congelar, en muchos casos, no aportan nada de proteína, hidratos de carbono ni grasas. Se trata, básicamente, de agua con aromas y sabores, por lo que si estamos buscando un postre que tomar sin miramientos en verano, sustitutivo del helado, este puede ser el más adecuado: se trata de agua con colorantes diría yo...

- **Chucrut (col o repollo al estilo alemán).** Tanto en lata como en bote de cristal, el chucrut es una verdura preparada de sabor agradable baja en hidratos de carbono muy apropiada para acompañar platos de cerdo o ternera.

- **Salchichas en bote.** Si mira entre las distintas salchichas en bote de cristal que venden en el supermercado, comprobará que algunas tienen porcentajes de carne que rondan el 75% y no tienen fécula de patata. Su composición final es muy baja en hidratos de carbono y lo que debe buscar es la que tenga menos grasas para equilibrar con la proteína. Comprobará que casi todas contienen proteína de soja o proteínas vegetales, pero como ya hemos visto, esta proteína no es apropiada para nuestros objetivos. No es un alimento que le pueda recomendar pero, para salir de un apuro, no me parece mal que tenga un bote en casa para comerse una o dos salchichas en un momento de prisa y comodidad.

- **Pechuga de pollo natural.** En la charcutería de su supermercado, sobre todo si tiene una charcutería de calidad, es probable que encuentre dos variedades de pechuga natural, una española y otra alemana. Ambos embutidos están compuestos únicamente por pechuga de pollo natural y no tienen féculas. Si puede comprobar la etiqueta verá por lo tanto que no tienen hidratos de carbono y son muy adecuadas para nuestros intereses. Se diferencian de las pechugas artificiales en que el tamaño es infinitamente menor, básicamente igual de grande que una pechuga de verdad y su apariencia al corte es similar a la del pollo asado.

- **Jamón cocido en barra con aceite de oliva.** Con este alimento debe ser muy observador. Comprobará que venden muchas barritas de embutido en el supermercado, la mayoría de ellas de embutidos de ave. Con un poco de suerte, encontrará unas barritas de jamón cocido de varios fabricantes y, entre ellas, si tiene mucha suerte, encontrará una que viene en un paquete verde y que está fabricada usando aceite de oliva. También es probable que encuentre otra en un paquete rosa más redondeado. Estas dos son las únicas barras de embutido de tamaño pequeño que no tienen féculas ni azúcares añadidos en cantidad significativa y, por lo tanto, su aporte de hidratos de carbono es muy bajo y la cantidad de grasa que contienen muy reducida (deberá suplementarla con más aceite de oliva o de coco). Son muy recomendables para hacer, por ejemplo, un revuelto o añadirlas a un salteado de alguna verdura como acompañamiento de cualquier plato. Lógicamente, también puede partir una porción apropiada y tomarla de manera individual como hago yo muchas veces a media mañana.

- **Surimi.** Por lo general, el surimi de pescado debería llamarse surimi de patata pues contiene cantidades ingentes de hidratos de carbono procedentes de la fécula. Sin embargo, existe una marca que lo produce "fresco" en lugar de congelado que tiene una composición más razonable con un aporte relativamente bajo de hidratos de carbono (en torno a 5 gramos por 100 gramos de producto) y buen aporte de proteína procedente del pescado. Si es capaz de encontrarlo, no le recomiendo que lo coma a diario, pero de manera ocasional no creo que le haga ningún daño ni le perjudique en la consecución de sus objetivos.

- **Jamón Serrano / Jamón Ibérico.** El Jamón natural aporta una relación elevada de grasa respecto a la de proteína y no aporta nada de hidratos de carbono. Al corte, loncheado en paquetes de ración o en taquitos para acompañar cualquier verdura, el jamón es el complemento perfecto para infinidad de comidas pero deberemos tener muy en cuenta que aporta más grasa que proteína y por tanto lo deberíamos comer de manera ocasional o como añadido a platos que sean ricos en proteína y bajos en grasa.

- **Anchoas.** En el supermercado encontrará latas refrigeradas de anchoa en aceite de oliva virgen que aportan hasta 35 gramos de proteína y 5 gramos de grasa por cada 100 gramos de producto escurrido, sin aportar hidrato de carbono alguno. Obviamente, por su alto contenido en sal, no le recomiendo que se hinche a diario de anchoas, pero si quiere una forma nutritiva de aliñar ensaladas de lechuga no descarte la idea de usar anchoas con su aceite de oliva de vez en cuando.

Esta lista que he elaborado no pretende ser una lista de los únicos alimentos que deba consumir. Al contrario, mi objetivo es que tenga un buen punto de partida y que sea usted mismo quien decida qué cosas le viene bien tomar y cuáles no. Hace poco leí que en un gran supermercado hay del orden de 25.000 referencias distintas. Lo que pretendo es que en lugar de mirar la composición y valores nutricionales de cada una de estas 25.000 referencias tenga un punto de partida y una orientación hacia dónde debe dirigir de inicio su investigación.

La proteína de calidad proviene, básicamente, de la carne, el pescado, los huevos y los quesos. Si algún alimento no tiene como base alguno de estos grupos, lo más probable es que contenga una baja proporción de proteína o que la proteína que contenga sea de baja calidad. Si elige alimentos con proteína de calidad como base de lo que quiere comprar, sus posibilidades de encontrar un producto que se ajuste a sus necesidades nutritivas y le permita perder peso son mucho más altas.

No quiero acabar sin recordarle algo que le he dicho ya varias veces. Su mejor elección a la hora de comer serán los productos frescos, tanto las carnes y los pescados como las verduras que vaya a utilizar. Cuanto más frescos y menos tratados mejor. Esto es especialmente cierto en las verduras que no han tenido que soportar miles y miles de kilómetros de viaje. Yo, particularmente, prefiero tomar una buena verdura congelada en el momento de su recolección que una que ha pasado dos o tres semanas de cámara en cámara y ha sido sometida a diversos procesos, algunos artificiales, de maduración y crecimiento.

Recuerde, en la medida de lo posible, consulte las tablas de composición de los alimentos frescos y compre carne y pescados del día en el mercado.

Para terminar, quiero contarle mi opinión personal respecto a la pechuga de pollo, que todo el mundo usa como base de cualquier dieta. Creo firmemente que la pechuga de pollo está sobrevalorada. A los criadores les resulta sencillo hacer que los pollos desarrollen una pechuga grande de manera artificial, modificando su dieta y hábitos y por eso nos mandan toneladas de información positiva acerca de la pechuga de pollo. Es en esta parte del ave donde obtienen sus mayores beneficios. En mi opinión, otras partes del pollo presentan mejor sabor y textura, como por ejemplo los muslos y contra muslos, que son infinitamente más jugosos. Sin embargo, nos dejamos llevar por la idea de que la única parte sana y nutritiva del pollo es la pechuga y ya le digo que de eso nada. Si no quiere acabar hasta las narices de pechuga de pollo a la plancha, le recomiendo que empiece a utilizar muslos y contra muslos, incluso deshuesados (churrascos) para dotar a su plan nutricional de algo más de variedad y sabor.

Resumiendo

Creo que es un buen momento para hacer un pequeño resumen de lo aprendido hasta ahora en el libro. Si he conseguido mi objetivo, lo normal es que en estos momentos sienta usted una gran motivación y determinación para perder toda esa grasa que tiene acumulada y perjudica su salud, incluso si todavía no ha empezado a notar los síntomas que yo sentía debido al sobrepeso.

Llevo todo el libro diciéndoselo, pero a riesgo de resultar pesado se lo repetiré una vez más para dejarlo definitivamente claro: perder la grasa que tiene acumulada es una tarea sencilla, que no le llevará demasiado tiempo, que no le hará pasar hambre y que, desde luego, lejos de perjudicar su salud, contribuirá poderosamente a mejorarla.

La forma adecuada y científicamente comprobada de perder grasa acumulada es poder usarla como combustible en lugar del azúcar. Para poder usar la grasa acumulada como combustible es fundamental limitar o incluso suprimir del todo la ingesta de azúcares. Mientras estemos ingiriendo azúcares, nuestro organismo no utilizará la grasa almacenada pues le resulta más sencillo producir energía a partir de los azúcares. Los azúcares son los carbohidratos. Aunque hay diversos tipos de carbohidratos, a efectos prácticos, para poder perder peso rápidamente, lo que tenemos que hacer es no ingerir carbohidratos.

Contrariamente a lo que nos llevan años diciendo, no es necesario consumir carbohidratos para subsistir. Esto es debido a que los carbohidratos no tienen una función estructural en nuestro organismo (porque no somos plantas, sino animales), de modo que sólo los usamos como energía carente de función nutritiva alguna.

El cerebro del ser humano tiene unas necesidades diarias de glucosa, pero es una falacia que sea necesario ingerir carbohidratos para mantener con vida al cerebro, principalmente porque nuestro organismo es capaz de producir la glucosa que necesita sin necesidad de ingerir carbohidratos. Lo hace, como es lógico, a partir de las grasas que almacenamos como reserva de combustible, dado que precisamente esa es la función que tiene toda esa grasa que acumulamos, asegurar nuestra supervivencia.

Las cantidades de nutrientes –grasas y proteínas- que podemos asimilar en cada ingesta son limitadas. El exceso de estos nutrientes tiene potencial para almacenarse también como grasa –en función del tipo de alimento- o, por el contrario, es excretado por el organismo. Por ello, una de las claves para adelgazar de manera efectiva es realizar suficientes comidas cada día, hasta seis o siete al día, pero sin comer un exceso de nutrientes en ninguna de ellas.

Desde un punto de vista metabólico, todas las comidas son igualmente importantes. La cena y el desayuno, porque ocurren justo antes del ayuno prolongado y justo después del mismo, son las comidas en las que más debemos vigilar que ingerimos las cantidades correctas de nutrientes –proteínas y grasas- para garantizar una correcta regeneración celular de nuestro organismo.

Si se ha decidido a comenzar con un nuevo plan nutricional, ahora ya sabe que lo primero que tiene que hacer es trazarse un plan, diseñar su propia rutina nutricional y seguirla continuamente. Ya le he dicho que todo esto lo puede hacer directamente en su casa, por su cuenta y sin necesidad de acudir a ninguna clínica. Tan solo debe aplicar los principios aprendidos aquí a su propia realidad y comprobar, a diario, como llegan los resultados.

Si yo tuviese que empezar hoy mismo, con todo lo que he aprendido en estos años desde que yo mismo pasé por este proceso, creo que mi plan incluiría cosas que, por desconocimiento o porque sencillamente no existían cuando yo empecé, yo no pude utilizar.

Estoy convencido que me hubiesen facilitado la vida y creo que a usted también se la facilitarán.

Estas son algunas de las cosas que yo utilicé o que ahora incluiría en mi plan si fuese a empezar mañana:

1. Una báscula tetrapolar que midiese con cierta precisión, además de mi peso, mi grasa, mi grasa visceral, mi músculo esquelético y mi metabolismo basal.

2. Un bote de tiras reactivas para comprobar, durante las primeras dos o tres semanas, que efectivamente mantengo el estado de cetosis y estoy quemando grasas acumuladas.

3. Una cinta métrica de nutricionista (cuesta unos pocos euros y es muy fácil de usar) para tomar medidas correctamente a diario de las zonas de mi cuerpo en las que más grasa se acumulan.

4. Una plantilla de hoja de control para tomar anotaciones, a diario, de los resultados del peso y las mediciones.

5. Un multivitamínico-multimineral muy completo que supla todas las necesidades de vitaminas y minerales que tenemos, incluso si no queremos perder peso. Esto, como ya le he explicado, es muy importante, especialmente para los niños, para los que existen preparados adecuados a sus necesidades. Yo utilizo desde hace años el de Vitalimax Nutrition, pero cualquier preparado que tenga al menos esa misma composición es igualmente válido.

6. Una fuente de fibra como el salvado de trigo fino o las semillas molidas de lino dorado. Estas segundas son una opción mucho más interesante que el salvado pero que yo desconocía cuando comencé y no pude utilizar.

7. Un bote de proteínas de calidad. Después de todos estos años, no he podido encontrar unas proteínas mejores que las formuladas por Jaime Brugos para la Isodieta, llamadas Vitality 95, que consisten en Caseinato Cálcico al 95%

reforzado con triptófano, el aminoácido que suele ser limitante en la mayoría de compuestos que venden.

8. Un buen aceite de coco y un buen aceite de oliva. La grasa es una parte fundamental de cualquier dieta nutritiva y para perder peso es fundamental ingerir las grasas adecuadas.

9. Si lo hubiese conocido antes hubiese comenzado a tomar el jarabe de colágeno con Ácido Hialurónico Cynergy Med, porque además de ser muy útil en el desgaste articular que sufrimos las personas que hemos tenido sobrepeso durante largos períodos de nuestra vida, funciona muy bien para que la piel se mantenga elástica y no se nos produzcan estrías al adelgazar ni se formen pliegues.

10. Ahora existen muchos alimentos sin carbohidratos o con una cantidad muy reducida de estos que son perfectamente válidos para nuestras intenciones. Cuando yo comencé no existían, así que no los usé, pero ahora los uso de vez en cuando. Existen postres, snacks, preparados de todo tipo, pastas e incluso panes sin una cantidad significativa de carbohidratos. Aunque no los uso en exceso, porque prefiero comer productos frescos, sí que es cierto que me doy ciertos caprichos de vez en cuando con ellos para tener más variedad en mis menús.

11. Antes de empezar y con periodicidad mensual, me volvería a hacer análisis de sangre para comprobar mi estado antes, durante y después de poner en práctica mi plan.

No se preocupe ni se agobie. Todo esto no es necesario, simplemente facilita las cosas, pero yo no disponía de la mayoría de las cosas de esta lista cuando adelgacé 35 kilos en 4 meses, así que usted tampoco necesitará todo esto si no quiere. En realidad, lo único que necesita es comprobar la comida que compra e ingiere. Todo lo demás es accesorio, quizás con la excepción del multivitamínico, que le recomiendo que tome haga o no haga un esfuerzo por adelgazar. Yo usé batidos de proteínas porque cuando uno come seis o siete veces al día es una forma cómoda de hacer algunas de las comidas controlando perfectamente las cantidades de nutrientes, pero si dispone del tiempo y le apetece, puede hacer las seis o siete comidas sin usar batidos.

Si se decide a comprar alguna de estas cosas, como soy consciente que todo esto puede ser complejo de encontrar, difícil de reconocer y en ocasiones también caro, le he dejado enlaces en la sección "donde comprar" de la web del libro www.adelgazarsinmilagros.com para mostrarle marcas, formatos y dónde puede comprar lo que necesite a precios razonables.

Permítame unas palabras finales antes de dejarle con los epílogos que completan este libro y que le recomiendo encarecidamente que se lea para entender mejor todo lo relacionado con las directrices nutricionales habituales.

Quiero decirle que he conocido a infinidad de personas que han pasado por este proceso y han recuperado su línea y su salud. Los he conocido más jóvenes, más mayores, hombre y mujeres, cada uno con sus circunstancias. Todos, absolutamente todos, coincidimos en una cosa: una vez que hemos empezado este camino y hemos descubierto las virtudes de este tipo de alimentación, lo hemos abrazado y no hemos vuelto a lo que la mayoría de las personas considera –erróneamente- normalidad.

Los beneficios de comer de este modo son tan grandes y evidentes que estoy convencido que si lo prueba, aunque sea sólo por una semana, ya no habrá vuelta atrás. Pasados los dos o tres primeros días en que puede sentir alguna molestia, descubrirá un estado de ánimo, de conciencia, y de energía, que probablemente nunca antes había experimentado. Por eso, para acabar, le animo a probar, aunque sólo sea durante una semana. Si, tras una semana decide dejarlo porque no se siente infinitamente mejor ni aprecia resultados evidentes, tan sólo habrá perdido una semana de tiempo.

Por el contrario, si ni siquiera lo intenta, habrá dejado ir una oportunidad excepcional para darle un vuelco a su vida. Incluso en ese caso, le estaremos esperando cuando llegue.

Epílogo 1

El Engaño del Siglo XX

La civilización occidental sufre una epidemia sin precedentes de enfermedades cardiovasculares y de diabetes tipo II que hace unos cien años eran dolencias prácticamente desconocidas en nuestra sociedad por ser poco habituales. Desafortunadamente, como en muchos otros aspectos de nuestra vida, estas epidemias son producto de la inagotable capacidad de la mayoría de los políticos para estropear todo lo que tocan. En efecto, la recomendación inicial de reducir el consumo de grasas -ese principio que muchos médicos abrazan como la solución a la mayoría de los problemas de salud- no proviene de un estudio científico ni está basada en ciencia reconocida alguna. Al contrario, como descubriremos en este artículo, es la recomendación de un comité político formado por varios senadores norteamericanos y que, más tarde, con la misma poca base científica, dio lugar a la pirámide nutricional que tristemente todos conocemos.

A principios del siglo XX, los médicos no estaban familiarizados con las enfermedades cardiovasculares. En las universidades, poco o nada se enseñaba sobre ellas. Esto no debe extrañar a nadie dado que en aquella época, las muertes por enfermedades cardiovasculares eran meramente anecdóticas. No es hasta 1920 que empieza a verse un aumento de estas enfermedades; a partir de 1950 se consideran de manera oficial en los Estados Unidos como una epidemia. Lo cierto es que las cifras de muertes por enfermedades cardiovasculares están ligeramente alteradas por dos factores. En primer lugar, hasta la década de 1920 no se inventó el electrocardiograma, por lo que es posible que algunas muertes antes de esa fecha también se debieran a problemas cardiovasculares no diagnosticados y, en segundo lugar, con la llegada de la penicilina, muchos casos que hubiesen supuesto muerte por infección fueron resueltos con el antibiótico resultando en una expectativa mayor de vida y, por lo tanto, resultando a largo plazo en un incremento de las muertes por problemas cardiovasculares. Aun así, ninguno de estos dos factores altera las cifras de manera tan considerable como para no admitir que los casos de enfermedades cardiovasculares vienen creciendo incesantemente desde la segunda mitad del siglo pasado en todo el mundo occidental. Esto es fácilmente comprobable al comparar muertes por enfermedades cardiovasculares en pacientes entre 40 y 50 años y comprobar que, desde 1950 en adelante, los casos no han hecho más que multiplicarse.

En 1.969, el querido y admirado expresidente norteamericano Dwight D. Eisenhower murió de un infarto masivo y, desde ese momento, la casta política norteamericana cambió su percepción de las enfermedades cardiovasculares y las consideró epidemia de primer nivel. Unos años antes, en 1953, un bioquímico norteamericano llamado Ancel Keys publicó un estudio observacional basado en datos de seis países, en el que asociaba el consumo de grasas con los ataques al corazón. Estos seis países eran Japón, Italia, Reino Unido, Canadá, Australia y Estados Unidos, y el gráfico que asociaba el mayor consumo de grasas con el incremento de casos de ataques al corazón es el que sigue a continuación.

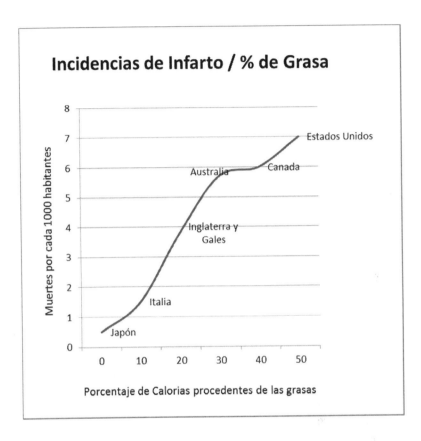

Incidencias de Infarto / % de Grasa

Como puede observarse con claridad en este gráfico, cuanto mayor es el porcentaje de calorías ingeridas procedentes de la grasa, mayor es el número de muertes registradas por cada 1.000 habitantes en cada uno de los seis países estudiados.

El gráfico bajo estas líneas es del mismo estudio, pero incluyendo los 22 países de los que Ancel Keys tenía datos y, abajo a la derecha, para sorpresa mayúscula de muchos lectores supongo, las cuatro sociedades que más porcentaje de grasa consumen en su dieta con incidencias mínimas o inexistentes de enfermedades cardiovasculares, que son los Masáis, los Inuit, los Tokelau y los Rendile.

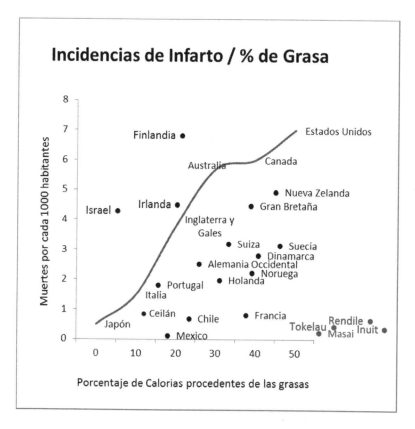

De hecho, si escogemos manualmente otros 5 países del grupo de 22, del mismo modo que hizo Ancel Keys, podríamos obtener los resultados contrarios de modo que la tendencia fuese que a mayor cantidad de grasa ingerida menor cantidad de muertes por infarto, como muestra claramente el gráfico de la página siguiente en que tenemos en cuenta los datos de Japón, Ceilán, México, Chile y Francia.

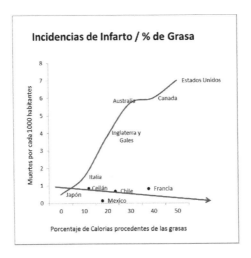

O de este otro modo usando otros países distintos:

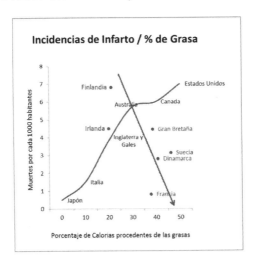

En estos gráficos se observa claramente que, a mayor consumo de grasa, menores casos de muertes por enfermedades cardiovasculares. Sin embargo, esta es la misma clase de pseudociencia basada en estudios observacionales con datos sesgados que practicaba Ancel Keys, y no voy a usarla ni siquiera para defender lo contrario a lo que él propuso, pese a que como puede verse, está también al alcance de cualquier persona que use una hoja de cálculo con ciertas capacidades gráficas en su ordenador.

El análisis de los datos no sólo fue aberrante porque eliminó los datos de los países que no le servían para validar su teoría, sino que incluso de los seis países con los que trabajó, eliminó otra serie de datos que hubiesen servido para postular otras teorías alternativas a la suya. Por ejemplo, el mismo gráfico de Keys con sus seis países es válido si tomamos en cuenta, en lugar del consumo de grasas, el consumo de azúcar. Del mismo modo que Keys hizo una asociación entre el consumo de grasa y las muertes por enfermedades cardiovasculares, pudo haberla hecho entre las muertes y el consumo de azúcar, porque disponía de los datos y eran igual de vistosos en un gráfico. Sin embargo, no le servían para apoyar su teoría y por ello los despreció.

Esta pseudociencia es la que encumbró a Ancel Keys como el padre de la hipótesis de los lípidos, que son los dos principios que desgraciadamente todavía son aceptados hoy y que escuchamos a los médicos repetirnos como loros con la ayuda de los anuncios de productos alimenticios que torticeramente prometen salvarnos y alargar nuestras vidas de manera fraudulenta:

- Las grasas saturadas elevan el colesterol
- El colesterol elevado obstruye las arterias

Estas dos afirmaciones, como veremos a continuación, son tan falsas como el estudio del que provienen inicialmente.

Unas décadas antes de que Ancel Keys publicase su estudio, otro científico llamado Winston A. Price se dedicó a recorrer el mundo analizando las costumbres nutricionales y los efectos en la salud de estas costumbres de cantidad de sociedades alrededor del mundo, y la conclusión a la que llegó fue bien distinta a la de Keys.

Price descubrió que las sociedades que evaluaba no sufrían de incidencias de diabetes o enfermedades coronarias hasta que introducían en su dieta el azúcar y las harinas refinadas. Pero lo que más echa por tierra las absurdas conclusiones de Ancel Keys son los datos acerca del consumo de grasas en países como Estados Unidos. En efecto, desde 1940 hasta la actualidad, el consumo de grasa animal en los Estados Unidos no ha hecho más que bajar de manera

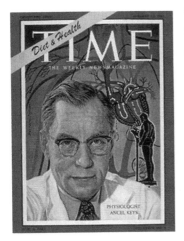

espectacular, tocando su mínimo en 1996 mientras que las enfermedades coronarias no han hecho más que aumentar, tocando su máximo en la década de los 90 también. Sospechoso, ¿no?

Lo cierto es que nada de esto fue tenido en cuenta cuando Ancel Keys acabó en la portada de Time Magazine y en el consejo de la Asociación Americana del Corazón, que fue la pionera en recomendar erróneamente la reducción del consumo de grasas. Lo peor del tema es que a la par que la teoría de Keys era abrazada por todos, se llevaron a cabo una serie de estudios, esta vez clínicos y no observacionales, con los que se pudo comprobar la validez de la teoría.

Uno de esos estudios, de finales de los 50, es el estudio dietario Prudent, consistente en dos grupos aleatorios uniformes, uno de ellos con una dieta baja en grasas y basada en aceites vegetales y otro grupo con una dieta normal, basada en grasas animales. El resultado es que el grupo que siguió la dieta baja en grasas redujo su colesterol en 30 puntos de promedio, sin embargo, no redujo sus incidencias cardiovasculares. En 1965, el estudio clínico Lancet en

Gran Bretaña mantuvo a un grupo con una dieta baja en grasas animales que permitía como máximo 1 huevo, 85 gramos de carne y 50 ml de leche al día mientras que mantuvo un segundo grupo con su dieta habitual. En este caso, también redujo el colesterol del grupo en 30 puntos de promedio, pero tampoco hubo cambio alguno en la incidencia de enfermedades cardiovasculares.

En 1965, también en Gran Bretaña, se publicó un estudio más ambicioso. Tres grupos compuestos por hombres que ya habían sufrido un infarto con el objetivo de analizar la incidencia de la grasa en los casos de segundos infartos. El primer grupo usó como base nutricional lípida el aceite de maíz, una grasa polinsaturada. El segundo grupo usó el aceite de oliva, una grasa mono insaturada y el tercer grupo utilizó grasa saturada animal. El resultado fue que al final del estudio, el 52% de las personas con dieta basada en grasas polinsaturadas (aceite de maíz) seguía viva. El 57% del grupo que basaba su dieta en las grasas mono insaturadas (aceite de oliva) seguía vivo. Sorprendentemente para algunos, el 75% del grupo de las grasas saturadas animales consiguió sobrevivir.

En 1969 se publicó el estudio Coronario de Minnesota en el que se demostró que el grupo que siguió una dieta baja en grasas con muy pocas grasas saturadas y rica en verduras sufrió más ataques al corazón que el grupo alimentado de manera tradicional, con más grasas saturadas.

Pero la madre de todos los estudios, con un presupuesto de 115 millones de dólares, una participación de 12.000 sujetos masculinos y realizado por el Instituto Nacional de Salud de los Estados Unidos, publicado en 1970, arrojó datos aún más sorprendentes. El estudio se basó en un grupo que mantuvo sus costumbres normales y otro grupo que adoptó una dieta baja en grasas, evitando las carnes rojas, restringiendo el consumo de colesterol y recibiendo ayuda para dejar de fumar. El primer resultado que se obtuvo, que sentó la base de otra campaña, fue que las personas que dejaron de fumar sufrieron menos ataques al corazón que aquellos que no lo dejaron, independientemente del grupo en que se encontrasen. Sin embargo, al comparar ambos grupos, fumadores con fumadores y no fumadores con no fumadores, el grupo sometido a la dieta baja en grasas, con la restricción de carnes rojas y colesterol, sufrió más ataques al corazón que el grupo que mantuvo su dieta normal.

Podría seguir mencionando estudio tras estudio todos aquellos que no encajaban en la teoría de Ancel Keys, pero creo que es suficientemente ilustrativo mencionar que existían pruebas irrefutables por todos lados de que la teoría no era correcta.

Entonces, ¿cómo es posible que una idea tan disparatada, no corroborada con un solo estudio clínico (recordemos que Ancel Keys se basó en estudios observacionales, no en estudios clínicos), haya llegado con tanta fuerza hasta nuestros días? La respuesta está, como en muchas otras cuestiones, en los políticos.

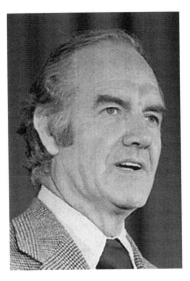

En la década de 1970 se creó un comité del Senado de los Estados Unidos, capitaneado por el senador George McGovern. Su misión era investigar la malnutrición. No resulta sorprendente que un comité de políticos decidiese aumentar sus propios poderes iniciales y, además de investigar, se dotase del poder de crear y promocionar los planes nutricionales de todo un país.

De este modo, el comité creó el Informe McGovern que promovía:

- Reducir el consumo de grasas
- Cambiar la ingesta de grasas saturadas por grasas vegetales

- Reducir el colesterol al equivalente a un huevo al día como máximo
- Comer más carbohidratos, especialmente los provenientes de granos

Como todos sabemos, este informe sirvió como base para crear la Pirámide Nutricional de la U.S.D.A., que es la base de la nutrición moderna. Esto, que suena muy técnico y muy moderno, es una aberración absoluta porque la pirámide tiene una amplísima base de granos y cereales y, para quien no lo sepa, U.S.D.A. significa Departamento de Agricultura de los Estados Unidos (United States Department of Agriculture), y su misión, como cualquiera puede sospechar, es el fomento de la venta y consumo de los productos de la agricultura Norteamericanos, tradicionalmente, los granos y los cereales. ¿Le sorprende? Pues espere, aún hay más.

También sería lógico pensar que si el informe McGovern incluía estas pautas nutricionales, este informe estaría respaldado por una serie de científicos que habrían testificado a favor de dicho informe en el comité del Senado, ¿no? Ocurrió justo al contrario. El famoso John Yudkin testificó que el verdadero causante de la epidemia de diabetes y enfermedades cardiovasculares era el azúcar. Peter Cleave testificó que el cáncer, las enfermedades cardiovasculares y la diabetes eran enfermedades de la era moderna y era absurdo culpar a los alimentos milenarios de los males de la civilización actual. Cleave dijo que si había que mirar la nutrición como fuente del problema, habría que mirar los alimentos modernos como el azúcar y las harinas refinadas.

La Asociación Médica Americana (AMA) dijo que *"la evidencia que propone el informe no es concluyente y por lo tanto es probable que exista potencial para producir efectos negativos en la salud de las personas si se produce un cambio radical a largo plazo en el plan nutricional de la sociedad."* Vamos, lo que ha venido a ocurrir. Por último, el director de la Academia Nacional de Científicos en Estados Unidos (NAS), Phillip Handler, testificó ante el comité: *"¿Qué derecho tiene el gobierno federal para proponer que la sociedad Norteamericana realice un vasto experimento nutricional con sus miembros como sujetos con la base de tan poca evidencia científica?"*. Poco sabía el pobre Handler que, en realidad, el experimento con la sociedad norteamericana se iba a contagiar cual plaga a casi todo el mundo civilizado de la mano de las compañías de alimentos.

Pero McGovern era un fiel seguidor de la teoría de los lípidos, principalmente porque era lo que su propio médico le había recomendado y no porque la hubiese investigado él mismo, y en un video que quedará para los anales de la historia, le contestó a Phillip Handler y al resto de científicos que pidieron más tiempo para investigar y obtener resultados consistentes antes de dar las nuevas pautas nutricionales a la sociedad norteamericana que *"los senadores no tenemos el lujo del que disponen los investigadores que es esperar el tiempo suficiente hasta que lleguen las pruebas concluyentes que confirmen una teoría"*. Este video está disponible en YouTube para quien quiera comprobar que esto ocurrió tal y como lo estoy contando. La típica estupidez de un político imponía su criterio por encima de las pruebas realizadas por los científicos.

De manera que los efectos perniciosos de la grasa saturada se convirtieron en política nutricional porque los senadores no tenían tiempo para esperar que llegara la evidencia científica que corroborara dicha afirmación. Esto que parece una decisión banal tuvo unos efectos mucho peores de lo esperado, y no me refiero sólo a los efectos para la salud, sino a los efectos científicos.

Al convertirse la Hipótesis de los Lípidos en política de estado, tanto el gobierno Norteamericano como la Asociación Americana del Corazón soportaban abiertamente esta teoría, y resulta que entre ambos organismos controlaban el 90% de los fondos dedicados a la investigación cardiovascular. No es difícil predecir la dirección que, desde ese momento, iban a tomar todos los estudios que pretendiesen obtener financiación: todos y cada uno de ellos se encaminó a demostrar que la hipótesis de los lípidos era certera.

El científico norteamericano George Mann escribió en el prestigioso New England Journal of Medicine en 1977 *"la hipótesis de los lípidos es el mayor timo científico del siglo y disentir de la hipótesis significa perder los fondos para la investigación."* El investigador Gary Taubes escribió más tarde *"Los nutricionistas sabían que si sus estudios fallaban en apoyar la postura gubernamental en la hipótesis de los lípidos, los fondos irían a parar a estudios que sí la soportaran".* El Doctor Peter McColley, investigador de la prestigiosa Universidad de Harvard, escribió un artículo titulado "Algo distinto al colesterol tiene que estar causando esta epidemia cardiovascular". En ese artículo, venía a decir que Harvard, que apoyaba abiertamente la teoría del gobierno y el propio gobierno, que a su vez financiaba los estudios de Harvard, estaban equivocados. Para agradecerle su integridad científica en la búsqueda de la verdad, la universidad de Harvard le retiró sus becas para investigación y le forzó a dimitir de su puesto. Y pese a tener un historial científico intachable, le costó más de dos años encontrar otro trabajo de investigación porque, como más tarde descubrió, Harvard le había incluido en una lista negra de científicos no maleables. Esto es lo que le ocurre a los científicos que no bailan al son de los políticos.

Por aquel entonces, la hipótesis de los lípidos ya se daba como buena y la revista Time le dedicaba la portada con un artículo titulado *"Se prueba que el colesterol es mortífero y nuestra dieta ya nunca será igual".* La prensa pasó de hipótesis a realidad una teoría con una simple portada en una revista. Pero la evidencia científica real en que se basaba la revista Time para afirmar que se había comprobado la relación causa-efecto entre el colesterol y las enfermedades cardiovasculares era que en 1984 se había lanzado una droga al mercado que rebajaba el colesterol a los pacientes con colesterol alto genético y se había reducido ligeramente la incidencia de muertes por ataques al corazón en estos pacientes. Al analizar el estudio científico que soportaba esta nueva prueba, podemos comprobar los siguientes datos: El estudio, basado en dos grupos, uno al que se le administraba Cholestyramine y otro al que se le administraba

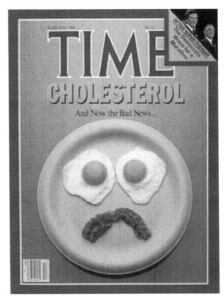

placebo, tuvo un alcance de 3.000 sujetos durante 10 años. En el grupo del medicamento, ocurrieron 30 muertes por ataques al corazón y un total de 68 muertes. En el grupo del placebo, 38 muertes por ataque al corazón y 71 muertes en total. Usando un poco de matemáticas básicas se puede comprobar que la diferencia global en muertes por ataques al corazón es del 0,49%, ¡menos del 1%! entre los que tomaban el medicamento y los que no lo tomaban. Una diferencia despreciable sin duda. Sin embargo, en el artículo de la revista Time se podía leer que el Dr. Basil Rafkind, basándose en ese estudio, decía *"la evidencia científica contenida en el estudio indica poderosamente que cuanto más bajes el colesterol y las grasas en tu dieta, más se reduce el riesgo de enfermedad cardiovascular"*. Obviamente, este Dr. Rafkind no ha pasado a la historia como ejemplo de independencia científica. En realidad, el Dr. Rafkind acababa de inventar con su artículo una nueva modalidad científica llamada Teleoanálisis, de muy limitada utilidad en este caso, al asociar un estudio de un medicamento con nula capacidad curativa con una dieta que nada tenía que ver con el estudio original.

Lo que la revista Time no decía en su artículo era que la primera generación de medicamentos que se creó para bajar el colesterol nunca vio la luz porque el estudio clínico de la primera droga sintetizada que bajaba el colesterol, el Clofibrate, tuvo que suspenderse a mitad de camino al haberse producido un 47% más de muertes en el grupo que la estaba tomando con respecto al grupo que tomaba un placebo.

De este modo, al calor del artículo de Time, en la mitad de la década de los 80 estallaba el boom por los productos bajos en grasa, desnatados o productos light, que desafortunadamente persiste hasta nuestros días incluso en España.

Pero, si por cualquier motivo que escape a mi conocimiento, la hipótesis de los lípidos fuese correcta, resulta razonable pensar que este patrón lo encontraríamos en cualquier lugar del mundo con un poquito de investigación. Pues no, ni por asomo. Para empezar, tenemos la paradoja francesa: comen el doble de grasas saturadas que los norteamericanos, cuatro veces más mantequilla, tres veces más cerdo y un 60% más de queso. Sin embargo, sufren aproximadamente un tercio de las muertes por accidentes cardiovasculares que los norteamericanos. Los científicos a favor de la hipótesis de los lípidos se apresuraron a explicar la paradoja francesa asociando el consumo de vino tinto con los beneficios para la salud cardiovascular, dado que los franceses también toman más vino tinto que los norteamericanos. Ahora ya sabe, querido lector, de dónde viene el mito de que tomar vino tinto es bueno para la salud, si bien es cierto que en muy pequeñas dosis, que no son las dosis comparativas francesas/norteamericanas, sí que puede ser saludable para algunas patologías por su efecto vasodilatador.

También tenemos la paradoja suiza. El segundo país del mundo civilizado que más grasas saturadas toma y el segundo país con menos muerte por afecciones cardiovasculares. Además, por si fuera poco y para que todo quede en casa, existe la paradoja española. En los últimos 30 años ha crecido aquí mismo el consumo de grasas saturadas y se ha reducido notablemente la incidencia de accidentes cardiovasculares.

En cuanto al colesterol, la OMS ha realizado un macro estudio recientemente en multitud de poblaciones alrededor del mundo, tratando de confirmar una correlación entre el nivel de colesterol y los ataques al corazón, pero no han podido probarlo. De hecho, han encontrado que países como Luxemburgo tienen un colesterol medio muy alto y una bajísima tasa de ataques al corazón, mientras que países como Rusia o Venezuela, manteniendo niveles medios y bajos de colesterol, sufren cantidades desorbitadas de ataques al corazón, por hablar sólo del mundo occidental.

En el mundo oriental, y en las zonas tropicales en que el Aceite de Coco (saturado en un +/-85%) predomina en las dietas, las tasas de mortalidad por ataques al corazón son, simplemente, inexistentes. En realidad, lo que si se ha demostrado es que el 72,1% de las personas que sufren un ataque al corazón tienen el colesterol por debajo de 130. En Estados Unidos estos datos son alarmantes porque el 67% de la población tiene el Colesterol por debajo de 130 y, sin embargo, sufre un 72% de los infartos totales, lo que claramente muestra que aquellos que tienen el colesterol bajo sufren más infartos que los que lo tienen alto.

Sin embargo, a la vista de estos datos, cuando lo lógico hubiese sido recomendar elevar los niveles de colesterol, el periódico USA Today publicaba que lo lógico era bajar aún más los niveles de colesterol porque, *"evidentemente"*, 130 era una cifra aún demasiado alta. Junte a un periodista con un político y esto es lo que obtendrá: negación absoluta de la evidencia.

Pero no concluiré sin dar una pincelada sencilla sobre la verdadera causa de las enfermedades cardiovasculares que también he podido estudiar. Según parece, cuando las arterias se dañan y se inflaman, el colesterol de baja densidad (LDL) acude a reparar los daños. El LDL, según sabemos ahora, existe en dos variedades, una más grande y una más pequeña por hacerlo sencillo. Las moléculas más grandes son beneficiosas y tienen una serie de efectos positivos para la salud. El problema viene con las más pequeñas, que acuden a taponar las heridas en el interior de los vasos sanguíneos y, dado su tamaño, se acaban colando en la pared del vaso. Allí quedan atrapadas y se oxidan, dando lugar a la llegada de glóbulos blancos que acaban formando la placa junto con el calcio. Este es el motivo por el que las enfermedades cardiovasculares no tienen nada que ver con la cantidad de colesterol que hay en el cuerpo sino con el tipo de colesterol que hay, y no me refiero a la relación HDL/LDL, sino al tipo de LDL que tenemos, al tamaño de las moléculas del LDL. No creo que pase mucho tiempo hasta que veamos análisis con el LDL diferenciado según el tamaño de las moléculas.

Pero, ¿qué es lo que causa los daños iniciales en los vasos que hace que sea necesario el LDL para efectuar reparaciones? Los causantes de estos daños que se producen con el paso del tiempo en las paredes de los vasos son tres principalmente:

1.   Fumar
2.   Glucosa alta en sangre
3.   Estrés emocional

El motivo 1 y el 3 son claramente sociales, así que, avanzando un paso más, ¿qué es lo que eleva la glucosa en la sangre? Principalmente, el azúcar y los carbohidratos refinados, justo la base de la pirámide nutricional.

¿Y qué alimentos producen las partículas pequeñas y densas de colesterol LDL de las que hablábamos hace un momento? Si, lo ha adivinado: el azúcar y los carbohidratos refinados.

En efecto, los científicos que testificaron hace más de 40 años en el comité McGovern que los culpables de la epidemia de enfermedades cardiovasculares y diabetes tipo II eran el azúcar y los carbohidratos refinados, estaban en lo cierto. Han tenido que pasar 40 años para que algunos empecemos a hacerles caso y ahora empezamos a ver por todas partes estudios clínicos que avalan estas viejas ideas que fueron desechadas en su momento por un comité de Senadores que "no tenía tiempo para esperar a los resultados de los estudios". Los políticos, expertos ellos, taparon la verdad durante todos estos años en detrimento de nuestra salud con tal de mantener una teoría y no admitir su error, probablemente con fines comerciales.

En el American Journal of Clinical Nutrition, un informe publicado recientemente afirma, por ejemplo, que entre las mujeres post-menopáusicas, un consumo elevado de grasas saturadas está directamente asociado con una menor progresión de las enfermedades cardiovasculares mientras que la ingesta de carbohidratos está asociada con una mayor progresión de las mismas. En la misma publicación, se dice que *"los esfuerzos dietéticos para reducir los riesgos de enfermedades cardiovasculares deben enfatizarse principalmente en la limitación de los carbohidratos refinados"*.

En un estudio clínico publicado en Annals of Internal Medicine se concluye que el grupo que siguió una dieta alta en grasas y baja en carbohidratos mostró mayor reducción en la presión sanguínea, triglicéridos y colesterol pequeño y denso del tipo LDL, mientras que su colesterol HDL aumentó de media un 23%. Estudios en el centro de investigación en prevención de la Universidad de Stanford apuntan en la misma dirección al comparar la dieta Atkins (rica en grasas) con la dieta Ornish (muy baja en grasa).

Lo más sorprendente de este último estudio de la Universidad de Stanford es que el científico a cargo del mismo, Christopher Gardner,

es un vegetariano convencido y reconocido desde hace años y, según admitió él mismo, *"le dolía inmensamente admitir estos resultados contrarios a sus propias creencias"*. Se trata de un ejemplo de verdadera integridad científica que merece todos mis respetos muy contraria a las prácticas de Ancel Keys. En otras palabras, parece que la dieta que decían que nos estaba matando, en realidad es la que nos mantiene sanos.

Lo que el comité McGovern hizo en los Estados Unidos y replicó en buena parte del mundo al exportar la pirámide nutricional fue reducir el consumo de proteínas, reducir considerablemente el consumo de grasas y aumentar disparatadamente el consumo de carbohidratos y esto, en definitiva, es lo que ha disparado los casos de obesidad y de diabetes en los países que siguen ese modelo nutricional, España entre ellos.

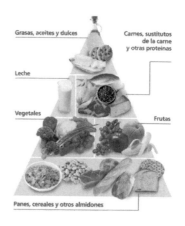

Y si la grasa no es el causante de esta epidemia de obesidad y diabetes, ¿Cuál es la causa? La respuesta médica oficial es que nos hemos vuelto una sociedad vaga, sedentaria, que come mucho y hace poco ejercicio. Vamos, que según parece, nuestro carácter ha cambiado en los últimos 40 años. De modo que según los médicos que promulgan este dogma engordamos porque somos vagos, comemos mucho y hacemos poco ejercicio. Pero esto es tan estúpido como decir que los alcohólicos son alcohólicos porque beben mucho alcohol. Lo correcto sería investigar la raíz del problema, por qué beben tanto o, en el caso de la obesidad, por qué comemos tanto.

En realidad, hay procesos bioquímicos -y no estrictamente sociales-, detrás de esta epidemia. Durante años nos han convencido de la teoría de las calorías y de que todo tiene que ver con las calorías que entran y las que salen del cuerpo. Nos han dicho que 3.500 calorías equivalen, someramente, a medio kilo de grasa, por lo que al producir un déficit de 3.500 calorías mediante ingestas limitadas de alimentos y ejercicio en exceso, perderíamos medio kilo de grasa acumulada. Esto es, simplemente, ridículo. Esta teoría no se sostiene en el papel y tampoco se ha sostenido en estudios clínicos. Por ejemplo, la Women's Health Initiative, involucrando a miles de mujeres, redujo la ingesta diaria de calorías en 360 Kcal/día, principalmente provenientes de la grasa, durante 8 años, con una pérdida de peso media de 1 Kg en el período. ¡Ridículo para un esfuerzo de 8 años!

En el otro extremo de los estudios, James Levine creó en una cárcel norteamericana un grupo con prisioneros que estaban en forma y les sobrealimentó durante cerca de un año con miles y miles de calorías extra diarias, y no consiguió que ganasen el peso que la ecuación predecía. De hecho, uno de los prisioneros consumió 10.000 calorías al día durante 200 días y tan sólo pudo ganar cuatro kilos en el período.

En estudios que limitan la ingesta de calorías en ratones, al restringirles un 5% las calorías durante 4 semanas, los ratones crearon más tejido adiposo y perdieron masa muscular. Obviamente, existe algo más complejo en la obesidad y el metabolismo del cuerpo que la suma y resta de calorías.

Sabemos desde 1930, por los estudios alemanes y austriacos, que la grasa corporal es una parte esencial del metabolismo y que su cantidad viene determinada por hormonas, la más importante de ellas la insulina. ¿Por qué? Porque la insulina controla la cantidad de azúcar en sangre y las altas concentraciones de azúcar en sangre son tóxicas para el organismo. Por otro lado, el cerebro necesita azúcar en sangre para funcionar y una cantidad muy baja de azúcar puede causar el coma e incluso la muerte. Por ello, el metabolismo está diseñado para mantener el nivel de azúcar en sangre dentro de un margen muy estrecho, y lo hace de manera eficiente con la insulina. Es importante entender que el organismo puede convertir el azúcar en energía, pero también puede convertir la grasa en energía e incluso en condiciones muy extremas, las proteínas en energía. De hecho, cuando nos levantamos por las mañanas después del ayuno prolongado de la noche de 8, 9 o incluso 10 horas, nuestro cuerpo está usando en muchos casos grasa como energía a través de un proceso llamado Cetosis.

Cuando comemos, aumenta el nivel de azúcar en sangre y el organismo segrega insulina. Se produce un cambio y pasamos de utilizar grasa a usar azúcar como combustible principal. En efecto, la insulina produce que las células utilicen el azúcar como combustible al tiempo que hace que el tejido adiposo capture la grasa del torrente sanguíneo para que esta grasa no esté disponible para el resto de las células del cuerpo y asegurarse que las células usan azúcar como combustible. Pero si la cantidad de azúcar en sangre es demasiado alta para las necesidades energéticas del cuerpo, el azúcar pasa al hígado donde se convierte en grasa para almacenarse en el tejido adiposo como reserva de combustible. Esto es debido a que podemos almacenar grasa en el tejido adiposo pero no podemos almacenar azúcar.

Cuando el nivel de azúcar en sangre baja porque se ha utilizado toda como combustible, baja también el nivel de insulina y por tanto la grasa vuelve al torrente sanguíneo para ser usada como combustible hasta que vuelva a subir el nivel de azúcar en sangre, con otra ingesta. Por lo tanto, el tejido adiposo es el tanque de combustible donde se almacenan las reservas de energía del cuerpo. Como se puede apreciar, se trata de un sistema magnífico y muy avanzado para asegurar un aporte energético constante a todas las células del cuerpo.

¿Cómo hemos llegado a romper un sistema tan avanzado y crear una epidemia de obesidad? Para entenderlo hay que empezar por entender que los carbohidratos no son más que moléculas de azúcar enlazadas entre ellas y que en cuanto entran en el cuerpo son literalmente separadas en moléculas de azúcar de una manera muy eficiente en algunos casos. El índice glucémico mide la velocidad a la que el cuerpo humano convierte alimentos en azúcar. Durante la mayor parte de nuestra evolución, el ser humano ha consumido alimentos con índices glucémicos entre 0 y 40, alimentos que tardábamos en convertir en azúcar. Veamos algunos ejemplos de lo que comemos hoy, mucho de lo cual forma parte de la maldita pirámide nutricional:

- Azúcar de mesa: I.G. 64
- Refresco de cola: I.G. 63 (viene a ser como beber azúcar)
- Cereales: I.G. 61
- Copos de trigo: I.G. 67
- Pan: I.G. 70
- Patata Asada: I.G. 80

Salvo que sea usted diabético, su nivel de azúcar en sangre en cualquier momento del día es equivalente a una cucharadita y media en total. Si sigue usted la pirámide nutricional y toma 400 gramos de carbohidratos, estos se metabolizan en el equivalente a unas 2 tazas de azúcar. ¿Tiene sentido? Claro que no. Al ingerir esta cantidad de azúcar el cuerpo tiene que generar una cantidad inmensa de insulina porque, recordemos, los niveles elevados de azúcar en sangre son tóxicos.

Cuanto más azúcar ponemos en el flujo sanguíneo, más forzamos la secreción de insulina, comida tras comida, y, eventualmente, las células del cuerpo y los órganos empiezan a acostumbrarse a la presencia continua de grandes cantidades de insulina y acaban desarrollando una resistencia a la misma. Al mismo tiempo que la insulina está forzando a las células a tomar azúcar como alimento, está forzando a la grasa a meterse dentro del tejido adiposo, por lo que a más insulina, más azúcar que se metaboliza en grasa y más grasa que se almacena en el tejido adiposo. Y, cuanta más insulina haya en la sangre, más difícil es que la grasa vuelva a abandonar el tejido adiposo para volver al torrente sanguíneo y ser usada como combustible, por lo que incluso cuando no comemos, la grasa se mantiene donde está debido a la constante presencia de insulina en sangre.

Como colofón a este pastel metabólico, cuando la cantidad de azúcar en sangre disminuye y la cantidad de insulina no permite que la grasa abandone el tejido adiposo, las células del cuerpo tienen un déficit energético, lo que nuestro cerebro interpreta como "necesito comer" y, sorpresa, otra vez tenemos hambre aunque tengamos reservas suficientes de grasa almacenada. Por lo tanto, volvemos a comer, volvemos a disparar el azúcar en sangre, a segregar más insulina y, en definitiva, a almacenar más grasa. De modo que sepa usted que no engorda porque coma más, sino que come más porque está engordando, que no es lo mismo.

Desde un punto de vista meramente bioquímico, los obesos no comen mucho, comen lo que necesitan como energía porque la grasa de su tejido adiposo no se libera de vuelta al torrente sanguíneo. Y como el cuerpo es sabio, incluso cuando algo no funciona, al comprobar que la grasa no fluye al riego desde las células adiposas, estas células se hacen más grandes para favorecer que la grasa salga de ellas cuando se produce la resistencia a la insulina en el metabolismo. Por lo tanto, al ser más grandes, acaban almacenando aún más grasa en las mismas células que forman el tejido adiposo que crece y crece sin cesar.

La siguiente pregunta que cabría hacerse es ¿cómo de potente es este síndrome de resistencia a la insulina? Pues este síndrome metabólico, antesala de la diabetes tipo II, es tan potente que en ensayos en laboratorio se han 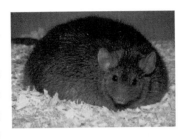 obtenido resultados asombrosos. Por ejemplo, al inyectar insulina a ratones de laboratorio de manera continua se ha conseguido que engorden hasta proporciones comparables a la obesidad mórbida humana. Se ha continuado inyectándoles insulina al tiempo que se ha ido reduciendo la comida que se ponía a su disposición y, pese a tener grasa acumulada en cantidad, los ratones han acabado muertos, literalmente, de hambre, sin quemar nada de grasa, ni un solo gramo.

Por eso, cuando los obesos, que habitualmente ya tienen una resistencia severa a la insulina, se embarcan en dietas bajas en grasas y ricas en hidratos de carbono, no logran perder peso y, al contrario, incluso lo ganan, a lo que sus dietistas replican que la culpa es suya por ser vagos y hacer poco ejercicio. Si fuera por estos dietistas, los obesos morirían del mismo modo que los ratones, de inanición o extenuación por el ejercicio.

La diabetes tipo II que se produce como continuación al desarrollo de la resistencia a la insulina, solía ser llamada la diabetes de la edad, porque se daba en personas mayores que habían agotado sus células pancreáticas de tanto producir insulina. Sin embargo, hemos pasado a denominarla diabetes tipo II porque ahora afecta también a jóvenes e incluso a adolescentes. Esto, como cualquiera puede deducir, no es fruto de que sean vagos, no hagan ejercicio o coman demasiado. Tiene que ver con la pirámide nutricional y la descomunal ingesta de carbohidratos, en particular de azúcar y harinas refinadas.

Veamos algunos datos clarificadores. En los Estados Unidos, en la última década, los casos de diabetes tipo II se han duplicado y aproximadamente el 25% de la población mayor de 60 años la sufre. Se cree que más del 40% de la población Norteamericana sufre o sufrirá diabetes. Esto le ocurre a una población que consume aproximadamente el 55% de sus calorías de los carbohidratos, el 33% de la grasa y el 12% proveniente de las proteínas. ¿Alguien sigue teniendo alguna duda de la causa de esta epidemia? Lo que es paradójico es el mensaje que lanzamos a la población. Por ejemplo, la Asociación Americana de la Diabetes tiene publicados estos "consejos" nutricionales:

- El sistema digestivo convierte los carbohidratos en azúcar de manera rápida y sencilla.
- Los carbohidratos son el nutriente que más influencia el nivel de glucosa en sangre.
- Cuantos más carbohidratos comas, mayor será tu nivel de glucosa en sangre.
- Cuanto mayor sea tu nivel de glucosa, más insulina necesitarás para que el azúcar llegue a las células.
- La pirámide nutricional es la manera más sencilla para recordar las comidas más sanas.
- En la base de la pirámide, están el pan, los cereales, el arroz y la pasta. Todos estos alimentos están compuestos por carbohidratos mayoritariamente.
- Necesitas de 6 a 8 raciones de esos alimentos cada día.

¿Quién es responsable de formular semejante disparate? Francamente, no puedo entenderlo. Pero, lo que de ningún modo me entra en la cabeza es que los médicos, personas de ciencia todos ellos, sigan recomendando la pirámide nutricional y culpando a las grasas de la epidemia de obesidad y diabetes que padecemos incluso después de demostrarse que el estudio de Ancel Keys es un caso de grotesca manipulación de los datos y que el comité McGovern emitió unas conclusiones basadas principalmente en este estudio.

No alcanzo a comprender cómo, sabiendo todo lo que saben, no son capaces de ver con claridad donde está el problema y, al contrario, prefieren seguir predicando sus dogmas a sabiendas de que no están basados en ciencia alguna... salvo que la burda manipulación matemática de los datos que realizó Ancel Keys sea considerada ciencia en nuestros días.

Epílogo 2

El Mito del Colesterol y las Grasas Saturadas

Llevamos años escuchando que debemos evitar los alimentos grasos ricos en colesterol. Nos han vendido la burra de que la grasa saturada conduce a una muerte prematura, pero la realidad es bien distinta. Está demostrado, por ejemplo, que los trabajadores de las granjas avícolas del norte de Inglaterra, que consumen hasta 30 huevos a la semana, con toda su grasa y colesterol, disfrutan de una salud impecable. Esto es debido a que es la oxidación del colesterol lo que puede dañar las arterias y producir problemas cardiacos, no el colesterol en sí mismo.

Podemos afirmar sin posibilidad de equivocarnos que no son las grasas saturadas las causantes de patologías como la diabetes, la arterioesclerosis y las enfermedades coronarias. Cada vez está más claro que el origen de estos problemas se encuentra, entre otros, en las grasas hidrogenadas presentes en los alimentos procesados como la margarina, la bollería industrial, las patatas fritas, el chocolate o la comida preparada.

En realidad, la grasa saturada es el alimento preferido del corazón dado que la grasa que lo rodea (principalmente ácidos esteárico y palmítico) son grasas altamente saturadas. Y no se trata del único órgano de nuestro cuerpo que funciona así, también los pulmones necesitan grasa saturada para funcionar correctamente.

Muchas veces no queremos ver las realidades sencillas, pero lo cierto es que los Esquimales, que se alimentan de la grasa de ballena y los Masáis y demás tribus africanas que se alimentan únicamente de carne y leche entera, viven hasta edades avanzadas y algunas enfermedades como el cáncer, la obesidad, la osteoporosis o las enfermedades coronarias les son totalmente desconocidas. ¿Acaso no es esto suficiente prueba de que las grasas saturadas no tienen nada que ver con estas enfermedades?

Si las grasas saturadas y el colesterol fueran tan malos como los pintan ya nos habríamos extinguido como especie hace muchos años. Tanto es así que durante gran parte de nuestra evolución como especie, nuestra dieta ha incluido hasta un 80% de animales, pescados y aves ricos en grasas saturadas. Sin embargo, hasta bien entrados los años 20 del siglo pasado, las enfermedades coronarias eran consideradas raras. ¿Cómo de raras? Tanto que a Paul Dudley White (1886-1973), padre del electrocardiograma y de la cardiología moderna, le recomendaron en sus inicios que se dedicara a otra rama de la medicina que reportase mayores beneficios que la cardiología.

También la naturaleza nos demuestra la equivocación en este sentido. La leche materna contiene abundantes grasas saturadas como el ácido butírico, el Cáprico, el Laúrico, el Palmítico y el Esteárico. Estas grasas aseguran el crecimiento y supervivencia de los recién nacidos y contribuyen a protegerlos de los patógenos gracias a los efectos antivíricos, antibacterianos y fungicidas de los ácidos Caprílico, Cáprico y Laúrico. El Aceite de Coco contiene estos ácidos grasos. Precisamente, el ácido Laúrico, el más abundante en el Aceite de Coco, evita además la formación de caries y placa dental. Gracias a esto, los nativos de las islas tropicales que mantienen su dieta tradicional con base de Aceite de Coco suelen tener dentaduras perfectas. Es el propio Aceite de Coco el responsable de su piel tersa y sin arrugas. Por ello, además de un alimento excepcional, el Aceite de Coco es un componente o incluso sustituto de muchas cremas hidratantes de alta calidad.

El Aceite de Coco es una grasa saturada que no altera los niveles de colesterol. Al contrario, regula la función de la tiroides y estimula el metabolismo, por lo que resulta de gran ayuda en el tratamiento del hipotiroidismo. El déficit de hormonas tiroideas provoca un aumento del colesterol en la sangre.

El gran mito de las grasas saturadas es que engordan. En el caso del Aceite de Coco, ocurre justo lo contrario puesto que resulta de gran ayuda para adelgazar. Además de la leche materna, el Coco es uno de los pocos alimentos que contiene ácidos grasos de cadena media (Medium Chain Fatty Acids – MCFA por sus siglas en inglés).

El organismo metaboliza estos ácidos grasos de manera diferente al resto de las grasas: en lugar de almacenarlo en células adiposas, lo pasa directamente al hígado para su inmediata conversión en energía. Esta es sin duda una cualidad excepcional que nos indica que debería ser el principal aceite a consumir en procesos de pérdida de peso voluntaria.

Al contrario que el Aceite de Coco, los aceites polinsaturados presentan diversos problemas. El principal es que son muy reactivos y se oxidan (se vuelven rancios) con facilidad, por lo que nunca deberían usarse para cocinar con temperatura. Por otro lado, son ricos en grasas Omega-6, responsable de los procesos inflamatorios del organismo. Nuestra especie ha subsistido con una dieta equilibrada entre grasas Omega-3 y Omega-6 (aproximadamente en un ratio de 1 a 1) pero la dieta actual es excesivamente alta en grasas Omega-6 con ratios que van desde el 20 a 1 hasta el 50 a 1. Son ya muchos los médicos y científicos que apuntan directamente a este desequilibrio como uno de los causantes de la explosión de enfermedades coronarias, hipertensión, diabetes, obesidad, envejecimiento prematuro e incluso algunos tipos de cáncer.

Resulta que después de tantos años repitiéndonos que dejáramos de tomar grasas saturadas como las que se encuentran en la carne y en el Aceite de Coco, los estudios han encontrado que las placas que bloquean las arterias y producen accidentes cardiovasculares están compuestas, casi al 75%, de grasas insaturadas. Parece mentira, después de todo lo que nos han contado, pero la grasa saturada ni se deposita ni bloquea arterias, por lo que no representa un riesgo cardiovascular. Para reducir este riesgo hay que reducir el consumo de Omega-6, algo realmente complicado porque incluso la carne de ganado alimentado con pienso (soja, maíz, etc.) es rica en estos ácidos grasos. Por el contrario, la carne alimentada con pastos es rica en Omega-3.

El aceite de oliva es la excepción al resto de los aceites de origen vegetal que se usan con frecuencia en la cocina. Al contrario que el resto, no es polinsaturado, sino mono insaturado, por lo que es más estable. Tampoco contiene ácidos grasos Omega-6, sino Omega-9. Por lo tanto, es un aceite muy saludable siempre y cuando no se caliente, porque al igual que el resto de los aceites insaturados, se oxida al cocinar con temperatura con él. Los radicales libres que se producen a altas temperaturas atacan la membrana celular y los glóbulos rojos, lo que puede llegar a dañar el ADN y provocar mutaciones celulares.

Volviendo al colesterol, este es esencial para la vida. Forma parte de todas las células del cuerpo. Es imprescindible para la formación del tejido nervioso y de la bilis. El suministro adecuado de colesterol es vital para el funcionamiento del cerebro puesto que forma parte de las conexiones sinápticas entre las neuronas. Existen incluso estudios que asocian la depresión y los comportamientos violentos con bajos niveles de colesterol. El colesterol es esencial para el funcionamiento del sistema inmunológico, en concreto para la destrucción de las miles de células cancerígenas que producimos cada día. El cuerpo humano también sintetiza la Vitamina D a partir del colesterol, así como las diferentes hormonas sexuales.

Las dietas bajas en grasa, por su parte, provocan deficiencias nutricionales. Para empezar, las grasas contienen vitaminas liposolubles como las Vitaminas A, E, D o la Coenzima Q10. De nada sirve compensar la carencia de estas con suplementos vitamínicos ya que nuestro cuerpo necesita la grasa para metabolizarlas. La naturaleza es sabia y no debe ser casualidad que son los alimentos ricos en grasa los que contienen estas vitaminas. Nuestro organismo no es capaz de sintetizar las vitaminas (excepto la Vitamina D a partir del sol y del colesterol) y por eso debemos ingerirlas en nuestra dieta. Sin embargo, sí es capaz de fabricar colesterol. Si la cantidad de colesterol en la dieta no es suficiente, nuestro cuerpo fabricará la que necesite. Se produce principalmente en el hígado y el intestino, aunque cada célula del cuerpo es capaz de producir colesterol. Por este motivo, mucha gente mantiene niveles altos de colesterol incluso después de adoptar dietas bajas en grasas. De hecho, el cuerpo humano puede producir 400 veces más colesterol al día del que obtendríamos comiendo 100 gramos de mantequilla.

El Aceite de Coco juega otro papel importante en los procesos del organismo con respecto a la grasa. Por ejemplo, para que el Calcio se incorpore de manera efectiva en la estructura ósea se requiere que al menos el 50% de las grasas que injerimos en nuestra dieta sean saturadas. Las grasas saturadas también son necesarias para procesar los ácidos grasos Omega-3.

La mayoría de los estudios que han encontrado una relación entre las grasas saturadas y el riesgo de enfermedades cardiacas se han realizado con grasas hidrogenadas (transaturadas), elaboradas de forma artificial, cuya estructura molecular no existe en la naturaleza. Sin embargo, docenas de estudios realizados concluyen que el riesgo de enfermedades cardiovasculares aumenta cuando decrecen los niveles de colesterol en sangre.

Más del 50% de la gente que sufre su primer ataque cardiaco tiene niveles normales de colesterol. Esto debería ser suficientemente esclarecedor a la hora de tomar la decisión de restringir o eliminar la ingesta de grasas saturadas de origen natural como el Aceite de Coco o las procedentes de la carne.

PRÓXIMAMENTE

Cocinar sin Carbohidratos

El nuevo libro de Carlos Abehsera y Ana Román, con más de 100 recetas de todo tipo para aprender a cocinar y comer sin carbohidratos que incluye todo tipo de comidas, desde entrantes y platos principales a snacks y postres variados.

Disponible en las Navidades de 2014 en OutletSalud.com, Amazon y librerías de toda España en formato grande con fotografías de alta calidad que ilustran cada receta.

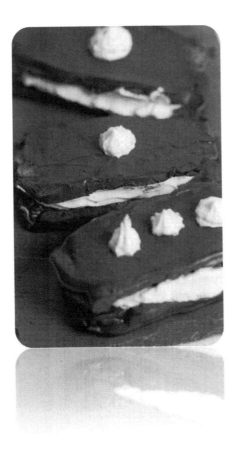

18721420R00131

Made in the USA
San Bernardino, CA
26 January 2015